Gotved   Beckenboden und Sexualität

Meinen Enkelkindern

Helle Gotved

Beckenboden und Sexualität

Wirkungsweise und Kräftigung der Muskulatur

Übersetzt aus dem Dänischen von Dr. Erika von Herbst
Bearbeitet von Carmen M. Lang

TRIAS THIEME HIPPOKRATES ENKE

Anschrift der Übersetzerin:
Dr. phil. Erika von Herbst
Kielshøj 88
DK-3520 Farum

Anschrift der Bearbeiterin:
Carmen M. Lang
Neckarsulmer Straße 5
D-7000 Stuttgart 40

Umschlaggestaltung und
Konzeption der Typographie:
B. und H. P. Willberg, Eppstein/Ts.

Umschlagzeichnung und
Textzeichnungen:
Friedrich Hartmann, Stuttgart

*CIP-Titelaufnahme
der Deutschen Bibliothek*

Gotved, Helle:
Beckenboden und Sexualität: Wir-
kungsweise und Kräftigung der Mus-
kulatur/ Helle Gotved. Übers. aus dem
Dän. von Erika von Herbst. – 3. Aufl./
bearb. von Carmen M. Lang. –
Stuttgart: TRIAS Thieme Hippokrates
Enke, 1991
Einheitssacht.: Muskler og orgasme
‹dt.›
ISBN 3-89373-173-3
NE: Lang, Carmen M. [Bearb.]

Titel der Originalausgabe:
Muskler og orgasme by Helle Gotved
© Munksgaard, Copenhagen/Denmark

© 1983, 1991 Hippokrates
Verlag GmbH,
Rüdigerstraße 14,
D-7000 Stuttgart 30
Printed in Germany
Satz und Druck:
Druckhaus Götz KG, Ludwigsburg
(Linotype System 5 [202])

ISBN 3-89373-173-3   1 2 3 4 5 6

Wichtiger Hinweis:

Wie jede Wissenschaft ist die Medízin
ständigen Entwicklungen unterworfen.
Forschung und klinische Erfahrung erweitern unsere Erkenntnisse, insbesondere was Behandlung und medikamen-
töse Therapie anbelangt. Soweit in diesem Werk eine Dosierung oder eine
Applikation erwähnt wird, darf der Leser zwar darauf vertrauen, daß Autoren, Herausgeber und Verlag große
Sorgfalt darauf verwandt haben, daß
diese Angabe dem Wissensstand bei
Fertigstellung des Werkes entspricht.

Für Angaben über Dosierungsanwei-
sungen und Applikationsformen kann
vom Verlag jedoch keine Gewähr über-
nommen werden. Jeder Benutzer ist
angehalten, durch sorgfältige Prüfung
der Beipackzettel der verwendeten Prä-
parate und gegebenenfalls nach Konsultation eines Spezialisten festzustel-
len, ob die dort gegebene Empfehlung
für Dosierungen oder die Beachtung
von Kontraindikationen gegenüber der
Angabe in diesem Buch abweicht. Eine
solche Prüfung ist besonders wichtig
bei selten verwendeten Präparaten
oder solchen, die neu auf den Markt
gebracht worden sind. Jede Dosierung
oder Applikation erfolgt auf eigene Ge-
fahr des Benutzers. Autoren und Verlag appellieren an jeden Benutzer, ihm
etwa auffallende Ungenauigkeiten dem
Verlag mitzuteilen.

Geschützte Warennamen (Warenzei-
chen) werden *nicht* besonders kenntlich
gemacht. Aus dem Fehlen eines solchen
Hinweises kann also nicht geschlossen
werden, daß es sich um einen freien
Warennamen handele.
Das Werk, einschließlich aller seiner
Teile, ist urheberrechtlich geschützt.
Jede Verwertung außerhalb der
engen Grenzen des Urheberrechts-
gesetzes ist ohne Zustimmung des Verlages unzulässig und strafbar. Das gilt
insbesondere für Vervielfältigungen,
Übersetzungen, Mikroverfilmungen
und die Einspeicherung und Verarbei-
tung in elektronischen Systemen.

Inhaltsverzeichnis

Zu diesem Buch	7

Muskeln und Orgasmus	10
Muskeln	13
Orgasmus	15
Die Scheide	18
Der Scheidenmuskel	20
Kraftproben – Kontrolle des Scheidenmuskels	26

Übungen zur Rehabilitation	27
Im Stehen	30
Im Sitzen	31
Im Liegen	35
Trainingsprogramm	37

Die ganzheitliche Bewegung	39
Dehnung	40
Beweglichkeit	46
Koordination	49

Entspannung	54
Körpergefühl entdecken – Entspannen lernen	55

Einflüsse auf die Orgasmusfähigkeit	59
Erziehung	60
Einseitigkeit	62
Natur	65
Kultur	67

Zu diesem Buch

Die Übersetzung dieses Buches in meine Muttersprache ist mir als wichtige und befriedigende Aufgabe erschienen. Von der Ausbildung her Psychologin und nun seit Jahren in der gynäkologischen Praxis meines Mannes tätig, bin ich auch gerne der Aufforderung des Verlages, ein Vorwort zur deutschen Ausgabe zu schreiben, nachgekommen. Fühle ich mich HELLE GOTVED und diesem Buch doch in doppelter Hinsicht zu großem Dank verpflichtet! Zum ersten, weil ich meine eigene Beckenbodenmuskulatur, die nach zwei Geburten nicht zielbewußt rehabilitiert worden war, mit bestem Erfolg wiederherstellen konnte, und zum zweiten, weil mir dieses Buch eine unschätzbare Hilfe bei der Arbeit mit den Patientinnen meines Mannes ist, denen es entweder an Kraft, Verständnis oder Empfindung für ihre Beckenbodenmuskeln fehlt. Der Arzt kann Zustand und Funktionstüchtigkeit dieser Muskeln prüfen, durch Berührung ein eventuell mangelndes Bewußtsein dafür erwecken und eine erste praktische Anleitung zum Training geben, *üben* muß die Frau dann zu Hause selbst! Und dabei ist es von großem Vorteil, eine gediegene Anweisung in Händen zu haben. HELLE GOTVED geht es darum, unsere eigene Initiative herauszufordern. Wir können selbst etwas *tun,* um die Voraussetzungen für ein glückliches Geschlechtsleben zu schaffen, zu verbessern oder wiederzugewinnen. Niemand wird erwarten, daß sich seelische Konflikte mit Gymnastik lösen lassen, diese müssen im Gespräch der Partner untereinander, mit Hilfe von Fachleuten oder Büchern angegangen werden. Da jedoch eine enge Beziehung und Wechselwirkung zwischen Körper und Seele besteht, konnte ich oft feststellen, daß die Auseinandersetzung mit ihrer Körperlichkeit den Frauen größeres Selbstvertrauen verleiht, genau so, wie ihre körperliche Ertüchtigung ihr Selbstwertgefühl stärkt. Dies gibt manchen oft erst den Mut, sich auch eventuellen seelischen Problemen zu stellen. Wollen wir auch auf sexuellem Gebiet die gleichwertige Partnerschaft zwischen Mann und Frau verwirklichen, müssen wir uns von der Vorstellung der naturgegebenen weiblichen Passivität befreien und ein anderes Verhältnis zu unserer eigenen Leiblichkeit gewinnen.

Auch das weibliche Becken stellt ein Bewegungszentrum dar, und eine funktionstüchtige Beckenbodenmuskulatur wirkt wie eine *dritte Hand,* die ergreifen, festhalten, steuern, rhythmisch agieren und *fühlen* kann. Fällt es Ihnen schwer, Ihrer Beckenbodenmuskeln richtig habhaft zu werden, können Sie sich eine Hand vor Augen halten und mit dieser die gewünschte Bewegung ausführen. Auf diese Weise läßt sich das Bekannte und Gekonnte auf die neue Situation übertragen. Auch der Mann kann den *Griff* der Scheidenmuskeln wie einen Händedruck oder eine Umarmung empfinden.

ALEXANDER LOWEN spricht in seinem Buch »Liebe und Orgasmus« von der ›Wahrheit‹ und ›Weisheit des Körpers‹ und sagt auch: »Der Weg zu einem reicheren Leben geht gewiß über ein vollständigeres Erleben des Körpers und seiner Sexualität«. Das vorliegende Buch kann uns zu einem solchen *vollständigeren Erleben* verhelfen. Es bietet Hilfe zur Selbsthilfe an und fordert unseren beherzten Einsatz heraus. Lassen Sie sich von eventuellen Anfängerschwierigkeiten nicht entmutigen, – beziehen Sie getrost Ihren Partner mit ein, lesen Sie gemeinsam und lassen Sie Ihre Fortschritte ruhig nachprüfen. Der Erfolg wird Ihnen beiden zugute kommen.

Untersuchungen in den USA haben das Vorhandensein einer sexuell besonders reizempfindlichen Stelle im vaginalen Bereich sehr wahrscheinlich gemacht. Bereits im Jahre 1950 hat der Berliner Arzt ERNST GRÄFENBERG, der nach Amerika emigrierte, über die Entdeckung einer »erogenen Zone« an der Vorderwand der Vagina entlang der Harnröhre geschrieben. Leider kam diese Botschaft damals nicht richtig an und geriet wieder in Vergessenheit. ELAINE MORGAN stellte 1972 in ihrem Buch »The Descent of Woman« die Hypothese auf, daß die evolutionären Veränderungen an unserem Körperbau (die Verlagerung der weiblichen Geschlechtsorgane nach vorne) und der Übergang zum »Frontalsex« die ursprüngliche Angepaßtheit von männlichen und weiblichen Genitalien durcheinander gebracht haben. Der vaginale Orgasmus sei uns »abhanden gekommen«, weil unter den geänderten anatomischen Verhältnissen normalerweise nur mehr eine indirekte Stimulation dieses »aus dem Wege geratenen« vaginalen Empfindungszentrums möglich sei. Wer diese Botschaft vernahm und der angegebenen Richtung folgte, konnte finden, was er/sie suchte.

Die amerikanischen Sexologen LADAS, WHIPPLE und PERRY haben nun ein Buch über dieses alte »neue Lustzentrum« geschrieben und es zu Ehren von Ernst Gräfenberg »The G-Spot« benannt. Frauen, denen vaginale Empfindungen vertraut sind, werden diese »Gräfenberg-Zone« oberhalb der vorderen Vaginalwand leicht ertasten können. Wenn diese Empfindungen jedoch nie geweckt und bewußt geworden sind, mag die Lokalisierung schwerfallen.

Vielleicht sollte die Sensibilität ebenso wie die Muskeln »trainiert« werden. Die obengenannten amerikanischen Sexologen konnten bei den 400 von ihnen untersuchten Frauen aber nicht nur diese »Gräfenberg-Zone« nachweisen, sondern auch besonders gute Beckenbodenmuskeln feststellen. Der Zusammenhang ist noch nicht geklärt.

Ich glaube nicht, daß wir darauf warten sollen, bis uns von wissenschaftlicher Seite alles erklärt wird. Steht es doch jedem frei, seinen Körper selbst zu erforschen und alle Möglichkeiten auszuschöpfen! Man muß sich im Leben und in der Liebe einzurichten wissen. Geben Sie nicht nur Ihren Gefühlen, sondern auch Ihrer Phantasie, Ihrer Neugier und Ihrer Tatkraft einen weiten Spielraum.

Dr. Erika von Herbst

Muskeln und Orgasmus

Nicht selten stößt man bei der Auseinandersetzung mit einem Problem auf ein weiteres: Im Jahre 1979 schrieb ich über die Muskeln des Beckenbodens im Zusammenhang mit der Inkontinenz (d. h. das Unvermögen, die Harnröhre in Streßsituationen dicht zu schließen, wie z. B. bei Husten, Niesen, Heben, Hüpfen, Laufen – kurz gesagt, in allen Situationen, in denen der Druck in der Bauchhöhle plötzlich ansteigt). Eine Statistik über dieses weibliche Leiden zeigte, daß 50% aller Frauen zumindest zeitweilig an Inkontinenz leiden, und daß diese Zahl mit dem Alter zunimmt. Daraus kann man schließen, daß im Alter auf viele Frauen peinliche Situationen zukommen werden. Daß dieses Leiden in vielen Fällen aus Furcht vor Diskriminierung verschwiegen wird, war für mich ein weiterer Grund, darüber zu schreiben.

Tatsächlich kennt die Hälfte aller Frauen das Problem der Inkontinenz aus eigener Erfahrung. Wenn man gleichzeitig Berichten über die Sexualität entnehmen kann, wie viele Frauen nicht in der Lage sind, einen Orgasmus zu erleben, dann fällt es schwer, zwischen diesen beiden Umständen keinen Zusammenhang zu vermuten. Aus diesem Grunde scheint weitere Aufklärung über die Funktion der Muskeln des Beckenbodens dringend nötig zu sein.

Die Muskulatur des Beckenbodens dient verschiedenen Zwekken. Einerseits sollen diese Muskeln dabei helfen, die Eingeweide zu tragen, andererseits erfüllen sie auch eine Funktion beim Geschlechtsakt. Mit diesem Thema wird sich das vorliegende Buch beschäftigen.

Ein erstes Problem zeigt sich darin, daß diese Muskeln vielen Frauen unbekannt sind – worüber man sich nicht zu wundern braucht. Wir haben nämlich nichts über diese Muskeln gelernt. Zum einen kann man sie nicht sehen, zum anderen war der gesamte Beckenboden tabu – ein Gebiet, das man in der Kindheit nicht berühren durfte. Die Muskeln des Beckenbodens werden normalerweise nicht zum Bewegungsapparat gerechnet, und deren Training fällt deshalb nicht in den Bereich des Sportlehrers. Diese Muskeln geraten erst bei der Geburtsvorbereitung in das Blickfeld des Interesses, und das scheint mir etwas zu spät zu sein.

Es sollte auch Vorbereitungskurse für die eheliche Gemeinschaft geben – nicht nur sexuelle Aufklärung, sondern auch sexuelle Elementarschulung, damit eine Frau nicht körperlich unvorbereitet in die Ehe geht, dann enttäuscht wird und möglicherweise für gefühlskalt oder frigid gehalten wird.

Wenn eine Frau keine Empfindung für die Muskulatur ihres Beckenbodens hat, wenn sie nicht weiß, wie diese beschaffen ist, dann kennt sie die Funktion dieser Muskeln nicht und kann sie nicht richtig gebrauchen. Sie wird dadurch um eine wichtige Möglichkeit gebracht, zum Orgasmus zu kommen.

»Mit deiner Seele verliebst du dich, mit deinem Körper vollziehst du die Gemeinschaft«, heißt es. Der erste Schritt verursacht kaum Probleme, beim zweiten jedoch können durchaus welche entstehen. Aus diesem Grunde ist es sehr wichtig, daß die Frau mehr über sich selbst erfährt. Dazu gehören Übung und – wenn das Liebesglück vollkommen sein soll – nicht zuletzt die Fähigkeit, *die Muskeln des Beckenbodens willentlich sowohl anspannen als auch entspannen zu können*. Vieles hängt von der Beschaffenheit des Beckenbodens ab – ist er doch ein Teil des Mosaiks, ein Teil der Ganzheit, die den Menschen ausmacht. Es gibt viele Faktoren, die diese Ganzheit sowohl körperlich als auch seelisch stören können; das Orgasmusproblem stellt jedoch etwas Zentrales dar. Aus diesem Grunde rate ich, einen Fachmann aufzusuchen, wenn sich andeutet, daß die Orgasmusprobleme nicht von körperlichen, sondern von seelischen Hemmungen herrühren.

Dieses Buch wurde für gesunde Menschen geschrieben, die – ansonsten mit ihrem Leben zufrieden – das Gefühl haben, daß ihr Wissen in bezug auf Sexualität unzureichend ist, und daß sie nicht ausreichend darüber informiert sind, welch große Bedeutung die Muskelfunktion an sich für die Qualität des Geschlechtsaktes haben kann. Es wurde auch für diejenigen geschrieben, die mit ihren eigenen Lösungen nicht zufrieden sind, und für jene, die – vielleicht aufgrund einer »schlaff« gewordenen Scheide – die Orgasmusfähigkeit *verloren haben* und sie wiederzugewinnen hoffen. Dieses Buch wendet sich an jene Leser, die *gerne selbst aktiv werden* und schließlich auch an solche, denen daran gelegen ist, das Sexualverhalten der kommenden Generation sowohl durch eine gründlichere Aufklärung als auch durch eine bessere körperliche Erziehung – mit Verständnis für die »verborgenen Muskeln« – natürlicher zu gestalten.

In diesem Buch, das für Frauen gedacht ist, geht es in erster Linie um den eigenen Körper. Dabei soll aber kein Hehl daraus gemacht werden, daß sich die verbesserte weibliche Beckenbodenmuskulatur beim Geschlechtsakt auch für den Mann positiv auswirkt.

Die Ursache für manche Schwierigkeiten beim Geschlechtsakt liegt vielleicht darin, daß »das Schwert sichtbar – die Scheide jedoch verborgen« ist. Für den Mann war es wohl immer selbstverständlich, welche seiner sexuellen Aktivitäten seinen Orgasmus auslösen – im Gegensatz zur Frau. Die »Ausrüstung« des Mannes ist sichtbar – die Frau kennt die ihre nicht. Die »Muskel-Manschette«, die die Frau anspannen soll, hat sie nie gesehen; vielleicht hat sie nicht einmal davon gehört.

Wir müssen bis zur Erziehung in der Kindheit zurückgehen, in der eine deutliche Diskriminierung der Geschlechtsorgane des Mädchens im Vergleich zu denen des Knaben stattfindet. Der häufig erwähnte »kleine Unterschied« besteht zwischen dem »sichtbaren Schwert« (Penis) und der verborgenen Scheide; die *unterschiedliche Behandlung* zeigt sich dadurch, daß der Knabe seinen Penis berühren darf – er ist beim Wasserlassen einfach dazu gezwungen. Er kennt seinen Penis, ist stolz auf ihn und findet ihn interessant. Das Mädchen hingegen hat niemals das Organ gesehen, das dazu bestimmt ist, einen Penis zu umschließen. Sollte es seine Geschlechtsteile neugierig erforschen wollen, wird es in den meisten Fällen zu hören bekommen: Finger weg.

Der ganze Bereich scheint mit Vorurteilen belastet und mit Schamgefühlen verbunden zu sein, und das Mädchen wird mit seiner Geschlechtlichkeit im Stich gelassen. Möglicherweise findet es im geheimen seine Klitoris, aber niemand erklärt ihm, welche Bewandtnis es mit den wunderlichen Empfindungen hat, die es tief drinnen in der Scheide erleben kann, wenn es z. B. im Gymnastiksaal ein Tau hinaufklettert.

Deshalb: erst *Aufklärung* führt zu *Körperbewußtheit. Unter-weisung in Entspannungstechniken,* Übung und Bewegungslehre sind ein Teil dessen, was zur Lösung sexueller Probleme getan werden kann. Allein *die Frau selbst* kann der Natur helfen, die nötigen Kräfte zu erzeugen. Voraussetzung dafür ist eine sorgfältige Anleitung, um die natürlichen Anlagen zu entfalten oder verlorengegangene Kräfte wie-derzugewinnen.

≡ Muskeln

Muskeln können angespannt und entspannt werden – beides kann willentlich erfolgen, und es ist notwendig, beides zu üben. Wenn Muskeln nicht ihrem Zweck entsprechend gebraucht werden, verlieren sie an Kraft und Größe. Schwache Muskeln können jedoch durch zweckmäßigen Gebrauch wieder erstarken. Ein Muskel verliert fast nie die naturgegebene Fähigkeit, durch Übung wiederhergestellt zu werden.

Wir haben Muskeln, die Gelenke bewegen – z. B. die Beuge- und Streckmuskeln des Armes. Diese können wir sehen, sie berühren. Ihre Funktion ist leicht zu verstehen, weil wir mit Hilfe verschiedener Sinnesorgane feststellen können, wenn der Arm gebeugt oder gestreckt wird. Deshalb ist es nicht schwierig, solche Muskeln zu trainieren, falls sie aus dem einen oder anderen Grunde schwach geworden sind.

Wir haben aber auch Muskeln, die kein Gelenk bewegen und die wir auch nicht sehen können; diese zu trainieren ist nicht so leicht, weil uns in diesem Fall nur das Muskelgefühl helfen kann, und dieses Muskelgefühl ist vielleicht noch gar nicht »vorhanden«. Aus solchen Muskeln besteht der Beckenboden und seine Muskeln haben die Auf-gabe, die verschiedenen Öffnungen zu schließen und die Eingeweide zu stützen.

Eine Schwächung der Muskulatur des Beckenbodens kann verschiedene Ursachen haben: zu große Belastung und zu geringer willentlicher Gebrauch, Schädigung bei einer Entbindung, hormonale Veränderungen in den Wechseljahren, welche die Durchblutung herabsetzen und das Gewebe schrumpfen lassen. Außerdem handelt es sich beim Beckenboden oft noch um ein sogenanntes »Tabu-Gebiet«. Das Wesentliche in bezug auf den Orgasmus ist das unzureichende Wissen über die Funktion der Beckenbodenmuskulatur, das fehlende *Bewußtsein* für diese Muskulatur. Ihre Erhaltung wurde vernachlässigt, weil die Möglichkeiten dieser Muskeln nicht hinlänglich nutzbar gemacht worden sind.

Zu Beginn eines Trainings mag es schwerfallen, die Muskeln, die trainiert werden sollen, zu »finden« und Impulse zu ihnen auszusenden – darauf werde ich noch zurückkommen. Außerdem lehrt die Erfahrung, daß ein zu hoher Druck im Unterleib (der intrapelvine Druck) die Empfindungsfähigkeit für die Muskulatur im Beckenboden behindern kann.

Falls Sie solche Koordinationsschwierigkeiten haben, können Sie in meinem Buch »Harninkontinenz ist überwindbar« mehr darüber erfahren, wie dieser innere Druck mit Hilfe von Venenpumpübungen herabgesetzt werden kann, so daß es Ihnen danach leichter fällt, die »verborgenen Muskeln« zu steuern.

Selbst dann, wenn die Muskeln schwach sind, können sie dennoch angespannt sein; deshalb ist es wichtig, daß man lernt, die Entspannung bzw. die Anspannung zu erkennen (über Entspannung siehe Seite 54 ff).

Muskeln arbeiten, indem sie sich abwechselnd an- und entspannen. Dieser rhythmische Wechsel zwischen zwei Gegensätzen kommt in unserem Leben in verschiedenen Erscheinungsformen zum Ausdruck. Beide Anteile (Pole, Möglichkeiten, Funktionen) sind von Bedeutung. Das gilt auch für den Orgasmus.

≡ Orgasmus

An dieser Stelle möchte ich gerne einiges über die Natur und das Nervensystem im allgemeinen sagen.

In der Natur gibt es Elemente, die sich gegenseitig auf- und abbauen. In allen diesen Beziehungen handelt es sich um ein Zunehmen und Abnehmen, um einen rhythmischen Wechsel zwischen Anspannung und Entspannung. Dieser Wechsel kann schnell vor sich gehen, wie bei einer Welle, oder langsam, wie bei den Jahreszeiten. Der Mensch ist auch Teil der Natur, ein lebendiger Organismus, in dem jedes einzelne Organ denselben Naturgesetzen unterworfen ist, wie der gesamte Organismus. Wir erleben ein rhythmisches Zu- und Abnehmen auf vielfältige Art und Weise und mit unterschiedlicher Geschwindigkeit in seinem Ablauf. Unsere Atmung gehorcht einem raschen Wechsel wie eine Welle; unsere Arbeitslust und unser Drang nach Ruhe folgen einem 24-Stunden-Rhythmus. Frauen haben ihren Menstruationsrhythmus. Auch der sexuelle Trieb entsteht rhythmisch als eine Aufladung, die ihre Entladung in Form des Orgasmus verlangt.

Der Mensch ist ein Abbild der Natur, und es herrscht eine voraussagbare Ordnung im menschlichen Organismus. Auch in unserem Nervensystem findet sich diese Ordnung der Natur; es gibt hier ebenfalls zwei Gegensätze, die einander im Gleichgewicht halten – etwas das bewegt und etwas das hemmt. Auf unseren Bewegungsapparat können wir willentlich Einfluß nehmen; wie Sie vorhin gelesen haben, können wir *uns vornehmen* Muskeln anzuspannen, und wir können bewußt Impulse gegensätzlicher Art aussenden, die die Spannung aufheben.

Anders verhält es sich mit unseren inneren Organen – auf diese hat der Wille keinen Einfluß.

Die inneren Organe werden vom *vegetativen* (autonomen) Nervensystem gesteuert, und dieses reguliert sich selbst, d. h. es funktioniert ohne Mitwirken des Willens. Genauso wie wir im willkürlichen (somatischen) Nervensystem zwei Gegensätze haben: anspannen und entspannen, gibt es auch im *autonomen* (vegetativen) System zwei gegensätzliche Reaktionsweisen: eine, die dämpft, und eine, die erregt. Beide Anteile ergänzen sich zu einem wichtigen Regulationsmechanismus, der unablässig den Organismus an die vorliegende Situation anpassen soll.

Der Mensch ist dann im Gleichgewicht, wenn über einen längeren Zeitraum weder die dämpfenden noch die erregenden Reaktionen überhand nehmen, sondern ein rhythmischer Wechsel zwischen beiden Reaktionen vorliegt. Das Bedürfnis wirkt erregend – seine Befriedigung beruhigend. Durch alle unsere Handlungen suchen wir ein Gleichgewicht aufrechtzuerhalten, indem wir unsere Bedürfnisse stillen: Wir ruhen, wenn wir müde sind, wir essen, wenn wir hungrig sind. Ein Bedürfnis bringt uns dazu, nach dessen Befriedigung zu suchen; wenn uns das nicht gelingt, werden wir gereizt und unausgeglichen.

Ebenso verhält es sich mit dem sexuellen »Hunger« und dessen Befriedigung durch den Orgasmus. Bleibt der Orgasmus bei einem Geschlechtsverkehr aus, löst sich die Spannung nicht auf; das kann als unerträgliche Disharmonie erlebt werden und auf längere Sicht hin schrecklich sein.

Ein Orgasmus kann auf verschiedene Weise ausgelöst werden: Einerseits durch ausschließliche Stimulation des Kitzlers (Klitoris), wie in vielen Büchern beschrieben, andererseits durch Stimulation der Scheide (Vagina). Man kann deshalb von Klitoris-Orgasmus und Vaginal-Orgasmus sprechen. Dabei geht es nicht um ein Entweder/Oder, beide Formen können auch nebeneinander existieren.

Die meisten Frauen kennen den klitoralen Orgasmus, es haben jedoch nicht alle den vaginalen erlebt. Frauen, die nur den klitoralen Orgasmus kennen, sind körperlich und seelisch nicht anders beschaffen als solche, die auch den vaginalen Orgasmus erleben – doch sind ihre sexuellen Funktionen aus verschiedenen Gründen nicht so vielseitig entwickelt wie von der Natur vorgesehen. *Erlebt* wird der Orgasmus als Höhepunkt einer lustvollen Spannung, die in eine herrliche Entspannung mündet.

In anderen Büchern wird auch beschrieben, wie der erwünschte Orgasmus durch Selbstbefriedigung erreicht werden kann – eine nützliche Anleitung für diejenigen, die ihr Nervensystem selbst ins Gleichgewicht bringen möchten. Im übrigen ist es generell von Vorteil, mit seinem Körper vertraut zu sein. Das Wort Onanie (Selbstbefriedigung) sollte allerdings durch ein besseres ersetzt werden, weil es für manche mit dem Vorurteil belastet ist, daß die Handlung unerlaubt sei. Der Hauptzweck der Selbstbefriedigung besteht jedoch in einer vegetativen *Justierung,* in der Herstellung eines Gleichgewichtszustandes im vegetativen Nervensystem. Die Triebkraft, die dem zugrundeliegt, ist aufgestaute Spannung, und der Spannungszustand im Organismus *verlangt* nach einer Veränderung zum Gegensätzlichen hin. Und dieses geschieht eben dann, wenn die Spannung am Höhepunkt, im Orgasmus, wie eine Woge »bricht«.

Die Spannung geht über in Entspannung – ein natürliches Bedürfnis wird befriedigt. Auf welche Art der Orgasmus zustande kommt, ist meiner Ansicht nach moralisch gesehen gleichgültig. Es ist eine Tatsache, daß die Bedürfnisse bei den einen größer sein können als bei den anderen. Der Natur stehen zur Erreichung ihrer Ziele immer verschiedene Wege offen, und der Orgasmus kann auf verschiedene Weise ausgelöst werden.

Der Hauptzweck dieses Buches besteht darin zu beschreiben, wie die Frau während des Geschlechtsaktes mit Hilfe der Muskeln, die die Scheide umgeben, ihren Orgasmus wecken und fördern kann. Im folgenden wollen wir uns einen Überblick über die Lage der Scheide und der Unterleibsorgane im Becken verschaffen.

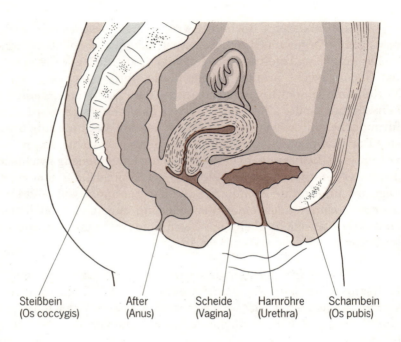

| Steißbein | After | Scheide | Harnröhre | Schambein |
| (Os coccygis) | (Anus) | (Vagina) | (Urethra) | (Os pubis) |

Abb. 1

Die Scheide

Auf Abbildung 1 sieht man, daß die Gebärmutter hinter der Harnblase liegt und diese wiederum direkt hinter dem Schambein. Die Harnröhre ist ca. 4 cm lang, und Sie können erkennen, daß die Scheide bedeutend länger ist (ca. 7–10 cm) und einen schrägen Verlauf hat.

Es ist charakteristisch für die Scheide, daß sie sich leicht ausdehnen läßt. Sie verfügt jedoch nicht über einen eigentlichen Schließmuskel wie die Harnröhre und der Mastdarm – es sind die rundum gelegenen Beckenbodenmuskeln, die sie verengen können, indem sie sich heben und zusammenziehen. Die Scheide besteht aus sogenannter »glatter« Muskulatur, d. h. Organ-Muskulatur, auf die wir keinen willentlichen Einfluß haben. In ihrem Inneren ist die Scheide mit einer dicken Schleimhaut ausgekleidet. Die vordere Wand der Scheide ist mit der hinteren Wand der Harnröhre eng verbunden, was bewirkt, daß beide bis zu einem gewissen Grad dasselbe Los erleiden.

Wenn die Beckenbodenmuskulatur so schlaff ist und so schlecht funktioniert, daß die Gebärmutter vorfällt, dann kann mit ihr auch die Harnblase nach unten gezogen werden.

Die Scheide ist reichlich mit Blutgefäßen versorgt. Um sie herum liegt ein Geflecht von Arterien und Venen. (Die Arterien führen das Blut *vom* Herzen, das für die Bewegung sorgt. Durch die Venen kehrt das Blut *zum* Herzen zurück, indem es durch Muskelbewegungen vorwärts gepumpt wird, weshalb man auch von einer »Venenpumpe« spricht.) Ein gelungener Geschlechtsakt kann wie eine Venenpumpe wirken, und das Nachlassen des Druckes in den Venen ist gerade eine der Erscheinungen, die beim Orgasmus stark erlebt wird, weil sich die Wärme über den ganzen Körper ausbreitet.

In der Scheide befinden sich keine Drüsen, sie wird durch eine Flüssigkeit feucht gehalten, die durch die Scheidenwände tritt. Diese Feuchtigkeit nennt man Lubrikation. Nach dem Klimakterium (Wechseljahre) ist die Feuchtigkeitsmenge aufgrund eines Mangels an Östrogen verringert; manche Frauen erleben dann die Scheide als trocken und schmerzempfindlich. Die Einführung des männlichen Gliedes verlangt einen ausreichenden Feuchtigkeitsgrad der Scheide. Um diesen zu erreichen, kann man verschiedene Mittel anwenden: Man kann Hormonpillen einnehmen, Gleitcreme oder Mandelöl verwenden etc.

In der Scheide selbst gibt es fast keine Empfindungsnerven, jedoch in den umgebenden Muskeln; und diese wollen wir nun näher betrachten.

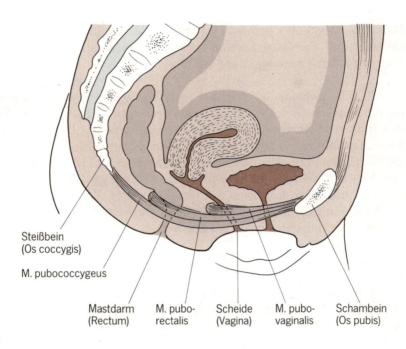

Abb. 2

Der Scheidenmuskel

Sie sehen hier das gleiche Bild (Abb. 2) wie zuvor, allerdings ist zusätzlich ein Teil der Beckenbodenmuskulatur dargestellt. Die Art, in der der Scheidenmuskel aufgehängt ist, ähnelt ein bißchen der einer Hängematte.

Von der Innenseite des Schambeins (lateinisch *Os pubis*) erstreckt sich der eingezeichnete Muskel auf beiden Seiten der Harnröhre, der Scheide und des Mastdarms wie ein elastisches Band nach hinten zum Steißbein *(Os coccygeus)*. Er ist zum einen direkt am Steißbein, zum anderen an einem Sehnenstrang befestigt, der vom Steißbein zur Hinterseite des Mastdarms führt. Dieser Muskel heißt lateinisch *Musculus pubococcygeus*. Das ist ein schwieriger Name, aber er ist logisch, denn die Muskeln werden nach den Knochen, an denen sie befestigt sind, benannt.

Die Scheide 21

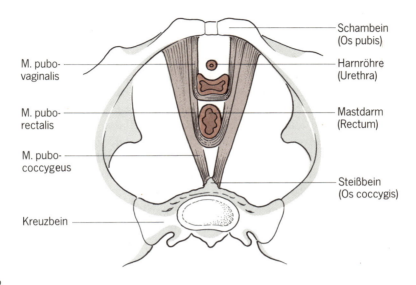

Abb. 3

Abbildung 3 zeigt den *Pubococcygeus*-Muskel von oben gesehen. Dieser Muskel verläuft in drei Strängen, die alle an der Innenseite des Schambeins entspringen. Sie können auf der Zeichnung sehen (vergleichen Sie auch mit Abb. 2), daß der eine Teil, der äußerste Strang, vom Schambein *(Os pubis)* zum Steißbein *(Os coccygeus)* verläuft und deshalb seinen Namen wirklich zu recht trägt. Der mittlere Muskel-Strang verläuft wie eine U-förmige Schlinge um den Mastdarm (Rectum) herum und auf der anderen Seite wieder zum Schambein zurück. Zieht man diesen Strang zusammen, wird der Darm eingeschnürt, so daß der Stuhl nicht bis zur Mastdarmöffnung *(Anus)* gelangen kann. Dieser Teil des Muskels wird *puborectalis* genannt.

Dem dritten Strang dieses Muskels kommt für unser Thema die größte Bedeutung zu. Er entspringt, wie die beiden anderen Stränge, am Schambein, verläuft dann an der Harnröhre und der Scheide vorbei und ist im Gewebe zwischen Scheide und Mastdarm befestigt – im Zentrum des Beckenbodens. Da der Parallelstrang auf der gegenüberliegenden Seite von Scheide und Harnröhre zurück zum Schambein führt, entsteht hier eine Schlingenwirkung, indem sich der

Muskel selbst zusammenzieht und gleichzeitig das Zentrum nach vorne zieht. Harnröhre und Scheide treten auf diese Weise durch einen Muskelspalt aus der Muskulatur heraus, mit der sie fest verbunden sind. Daraus erklärt sich, daß ein Training, das diese Muskulatur elastisch macht, große Bedeutung für die Harnblasen- und Sexualfunktion hat, weil durch das Zusammenziehen dieser Muskelstränge um die Harnröhre und um die Scheide die Muskulatur gestrafft wird. Der Name dieses Muskelstranges ist Musculus *pubovaginalis* (*Vagina* = Scheide). An einigen Stellen dieses Buches wird er *Scheidenmuskel* genannt. Gleichzeitig mit dem Abklemmen entsteht eine Sogwirkung, weil die gesamte Beckenbodenmuskulatur nach unten durchgebogen ist und beim Zusammenziehen angehoben wird; dadurch werden sowohl die Scheide als auch die Harnröhre gestreckt und noch weiter angespannt.

Die Idee, sich mit Anatomie zu beschäftigen und Abbildungen zu betrachten ist ausgezeichnet, wenn man sehen möchte, wie alles zusammenhängt. Aber wie es *funktioniert,* können Sie nur durch Tasten begreifen. Sie sollten daher nicht davor zurückschrecken, das Innere Ihrer Scheide zu berühren – nichts liegt näher, wenn man direkte Kenntnisse erwerben will.

Lassen Sie ruhig den Mittelfinger in die Scheide hinaufgleiten und fühlen Sie selbst, wie geräumig und wie lang die Scheide ist und daß Sie den Raum bewußt einengen können. Verwenden Sie den Finger auch dazu, den Muskel herauszufordern. Nehmen Sie sich vor, den Finger zu umklammern und stellen Sie dann fest, daß der Muskel »antwortet«. Wenn Ihre gesamte Beckenbodenmuskulatur erstarkt ist, können Sie die hebende Wirkung wie einen Sog spüren und Sie können auch den Druck des Scheidenmuskels um den Finger herum deutlich spüren – so wird nicht nur die Scheide verengt, sondern auch etwas nach vorn gezogen. Es ist die Schlingenwirkung des Scheidenmuskels, die Sie dabei erleben.

Dieser Scheidenmuskel ist von großer Bedeutung für die sexuellen Funktionen der Frau. Er umgibt unmittelbar die Scheidenwände, und er wirkt nicht nur wie eine Manschette, die zusammengezogen werden kann, sondern er ist auch reichlich mit empfindsamen Nervenendigungen versorgt, die sowohl auf Zug, als auch auf Druck reagieren. Dies ermöglicht der Frau starke sexuelle Empfindungen, wenn die Scheide ausgeweitet und wenn ein fester Druck ausgeübt wird. Beim Geschlechtsakt verstärkt sich der Druck, wenn die Frau den Scheidenmuskel um das männliche Glied zusammenzieht. Diese Aktivität kann gelernt und geübt werden.

Bereits im Jahre 1930 schrieb VAN DE VELDE in seinem Buch »Die vollkommene Ehe«, daß Übungen der Scheidenmuskeln ganz vernachlässigt worden seien, und daß das Geschlechtsleben in solchen Fällen gebessert werden konnte, wo es ihm gelang, den Frauen beizubringen, wie sie ihre Beckenbodenmuskeln zusammenziehen können. Später, im Jahre 1951, schrieb der amerikanische Gynäkologe ARNOLD KEGEL in einem Artikel über die sexuelle Funktion, daß jede Frau, die über Probleme im sexuellen Bereich klagt, auf eine Fehlfunktion ihres Pubococcygeus-Muskels untersucht werden sollte. Bei einem hohen Prozentsatz der Fälle zeigte sich, daß »fehlende vaginale Empfindungen« und sogenannte Frigidität (Gefühlskälte) auf eine Unterfunktion dieses Muskels zurückgeführt werden konnten, und Untersuchungen wiesen einen engen Zusammenhang zwischen der Stärke des Muskels und den sexuellen Empfindungen nach.

Es war Zufall, daß KEGEL diese Entdeckung machte. Weil er nämlich Patientinnen mit Inkontinenz (unfreiwilliger Harnabgang) nur ungern operierte, versuchte er statt dessen, deren Beckenbodenmuskulatur zu trainieren. Zu diesem Zweck entwickelte KEGEL einen Apparat, indem er einen Gummizylinder mit einem Manometer verband (Abb. 4).

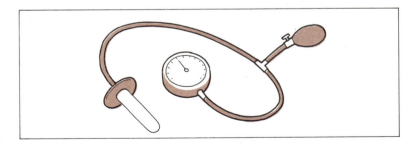

Abb. 4

Zunächst wird der Gummizylinder in der Scheide angebracht. Danach wird die Frau angewiesen, ihre Beckenbodenmuskeln so kräftig wie möglich zusammenzuziehen, ohne gleichzeitig den Bauch einzuziehen. Wenn sich die Beckenbodenmuskulatur um den Gumizylinder herum anspannt, schlägt der Zeiger auf dem Manometer (Meßgerät) aus. Dieser Apparat wurde Kegel-Perineometer genannt, und er kann mit eindeutigen Zahlen nachweisen, was ein Scheidenmuskel zu leisten vermag (gemessen in mmHg). KEGELS Untersuchung schloß 560 Patientinnen ein, von denen die meisten geheilt wurden.

Im Zusammenhang mit seiner Arbeit, also beim Training der Patientinnen, entdeckte KEGEL zufällig – aufgrund der Aussagen der Patientinnen – daß als direktes Ergebnis des Pubococcygeus-Muskels (der sich sowohl um die Harnröhre als auch um die Scheide spannt), die Empfindlichkeit in der Scheide »erwachte« und verstärkt wurde; somit erreichten die Frauen außer der Heilung von ihrer Inkontinenz zu ihrer großen Überraschung auch ein besseres Geschlechtsleben.

Nach und nach konnte er folgendes feststellen: Bei gut entwikkelten Beckenbodenmuskeln gibt es nur wenige sexuellen Probleme; sind diese Muskeln jedoch schwach und dünn, dann lassen sich gewöhnlich auch sexuelle Gleichgültigkeit oder Unzufriedenheit feststellen.

Als ein charakteristisches Beispiel veröffentlichte KEGEL die Krankengeschichte einer 42jährigen Frau, die 21 Jahre verheiratet gewesen war und nie geboren hatte. Grund für die Konsultation war eine Inkontinenz, die bereits seit sieben Jahren vorhanden war. Die Untersuchung zeigte, daß die Scheide im mittleren Drittel sehr geräumig war. Die Patientin gab an, sie habe nicht gewußt, daß man diesen Muskel willentlich zusammenziehen könne. Mit Hilfe von Übungen mit dem Perineometer gelang es im Laufe von sechs Wochen, den Druck von 0 auf 12 mmHg zu steigern.

Die Inkontinenz war damit geheilt. Bei der letzten Konsultation – drei Monate nach dem ersten Besuch – merkte die Patientin an, sie und ihr Mann hätten sich gewünscht, schon vor 20 Jahren gewußt zu haben, daß man diese Muskeln

Die Scheide 25

trainieren kann. Eingehender befragt gab sie an, daß ihr Geschlechtsverkehr niemals zufriedenstellend gewesen sei. Entweder hatte sie nur sehr wenig empfunden, oder die Empfindungen in der Scheide sogar als unangenehm erlebt. Aus diesem Grund hatte sich bisher das sexuelle Zusammensein auf einige Male im Jahr beschränkt. Nach dem Training des Scheidenmuskels aber hatten sie und ihr Mann nun mehrere Male in der Woche Geschlechtsverkehr, und die Frau hatte zum ersten Mal in ihrem Leben einen Orgasmus erlebt. Die abschließende Untersuchung zeigte, daß der Scheidenmuskel breiter und dikker geworden war, und die Stärke der Muskelkontraktion hatte 24 mmHg erreicht.

Zwei Jahre später war die sexuelle Beziehung des Paares noch immer zufriedenstellend.

Daraus läßt sich ableiten, daß man bei effektivem Training eine berechtigte Hoffnung auf Besserung haben kann.

Kraftproben – Kontrolle des Scheidenmuskels

Sie können ohne weiteres selbst die Stärke des Scheidenmuskels kontrollieren; das läßt sich auf verschiedene Weise machen.

- Sie können – wie auf Seite 22 erwähnt – den Mittelfinger in die Scheide einführen und dann versuchen, den Scheidenmuskel um diesen herum anzuspannen. Auf diese Weise können Sie die Spannung sowohl mit dem Muskel als auch mit dem Finger wahrnehmen.
- Da es derselbe Muskel ist, der sich um die Harnröhre und um die Scheide spannt, können sie bei der Harnröhre beginnen und die »Methode zur Unterbrechung des Harnstrahls« anwenden. Nehmen Sie eine Gelegenheit wahr, bei der die Harnblase gut gefüllt ist (z. B. früh morgens) und Sie einen kräftigen Harnstrahl zustandebringen können. Stellen Sie zuerst fest, *wo* Sie entspannen, bevor Sie den Harn zu lassen beginnen; dadurch können Sie die Muskulatur lokalisieren und bewußt erkennen, wann sie schlaff und auch wann sie angespannt ist. Wenn der Strahl dann kräftig fließt, »zwicken« Sie ihn ab und machen Sie *vollständig* dicht. Wenn es Ihnen gelingt, ist das ein gutes Zeichen. Aber versuchen Sie es nur ab und zu – es soll keine Übung sein.
- Eine dritte Möglichkeit, bei der Sie spüren, wie kräftig Sie um die Scheide herum anspannen können, ist folgende: Legen Sie einen Tampon ein und kneifen Sie fest zusammen, wobei Sie versuchen, ihn herauszuziehen. Also: gleichzeitig festhalten und ziehen. Auf diese Weise bekommen Sie eine recht deutliche Antwort auf die Frage, wieviel Kraft im Scheidenmuskel steckt.
- Schließlich gibt es noch die »Naturmethode«. Am einfachsten ist die Kneifwirkung beim Geschlechtsakt zu spüren, weil da der Penis in der Scheide ist. Sie werden es vielleicht als unschicklich empfinden, diese Situation für einen Muskeltest auszunützen, aber es soll ja gerade bei dieser Gelegenheit die Kraft des Muskels *zur Entfaltung kommen,* und so ist es wohl angemessen, sie gerade hier auch zu prüfen.

Übungen zur Rehabilitation

Sie haben nun den Scheidenmuskel »gefunden«. Sie haben ihn berührt, seine Stärke untersucht, auf verschiedene Weise Erfahrungen mit ihm gemacht und dabei eine gewisse Muskelbewußtheit erworben (man könnte auch sagen, der Muskel ist »geweckt« worden). Nun sollten die Bedingungen erfüllt sein, unter denen Sie mit diesem Muskel arbeiten können.

Eine Grundvoraussetzung für jedes Training ist die, daß das Gehirn einen Befehl aussendet an den Muskel, der zusammengezogen werden soll. Andererseits muß dieser Impuls auch empfangen werden können – in diesem Fall spricht man von Koordination.

An dieser Stelle sollte vielleicht erwähnt werden, daß es unmittelbar nach einer Geburt schwierig sein kann, die Beckenbodenmuskulatur ordentlich zu trainieren, da die Koordination der Muskeln, die gerade einer gewaltigen Ausdehnung ausgesetzt waren, beeinträchtigt sein kann. Ist darüber hinaus nach einem operativen Eingriff eine Naht am Scheideneingang vorhanden, dann ist das Zusammenziehen der Muskeln schmerzhaft, wodurch die Wöchnerin vielleicht davon abgehalten wird, die Übungen durchzuführen.

Man muß wohl damit rechnen, daß es nach dem Wochenbett eine gewisse Zeit dauert, bis die Muskulatur wiederhergestellt ist – insbesondere dann, wenn die Geburt mit einem operativen Eingriff verbunden war. Sie müssen auch damit rechnen, daß die Wiederaufnahme des Geschlechtslebens anfänglich enttäuschend ist. Vielleicht haben Sie selbst noch gar keine Lust dazu, sind zu müde, empfinden vielleicht gar nichts, usw. Möglicherweise ist es nur eine Frage der Zeit; wenn sich die Nervosität über die große neue Verantwortung, die Sie bekommen haben, gelegt hat, das Kind erst einmal die Nacht durchschläft und Sie selbst sich erholt haben, sollten die Voraussetzungen wieder gut sein.

Es gibt eine psychologische Erklärung, die davon ausgeht, daß das Fehlen der sexuellen Lust nach einer Geburt bedeutet, daß die Frau ihre Gefühle vom Mann auf das Kind übertragen habe – schenken Sie ihr keinen Glauben. Dieses Fehlen kann meist darauf zurückgeführt werden, daß der Tonus (die normale Muskelspannung) nach einer Geburt herabgesetzt ist.

Von Frauen, die gerade entbunden haben, kann man häufig folgende Aussage hören: »Ich fühle nicht mehr dasselbe wie vor der Geburt«. Dafür gibt es glücklicherweise eine rein physische Erklärung und die normale Kraft und Elastizität des Scheidenmuskels kann auf ganz natürliche Weise durch Übung wieder erarbeitet werden. Bei ca. 75% aller Erstgebärenden wird ein operativer Eingriff am Damm vorgenommen, und es kann passieren, daß die nachfolgende Naht nicht gut gelungen ist. Wenn es Ihnen also nicht möglich ist, die Muskeln des Beckenbodens zu Ihrer Zufriedenheit wiederherzustellen, sollten Sie sich mit Ihrem Arzt beraten und die Narbe eventuell korrigieren lassen.

Es muß wiederholt werden, daß Muskeln, die nicht ihrem Zweck entsprechend gebraucht werden, erschlaffen und sich zurückbilden. Sie können jedoch wieder erstarken und an Fülle gewinnen, wenn man sie trainiert. Es ist eine beruhigende Tatsache, daß Muskeln niemals ihre Fähigkeit zur Regeneration verlieren – ungeachtet des Alters, und es liegt etwas Faszinierendes in dem Gedanken, daß man immer imstande sein wird, Kräfte zu entfalten – wenn man es wünscht.

Kraft ist im Grunde ein eigentümliches Phänomen: Je mehr Kräfte man braucht, desto mehr bekommt man. Gebraucht man sie jedoch nicht, verliert man sie. Kräfte lassen sich auf keine andere Art erwerben, als daß man sie selbst entwickelt. Eine Operation kann Ihnen keine Muskelkraft geben, sie kann nur die Gegebenheiten ändern. *Sie selbst sind die Einzige, die der Natur helfen und mehr Kräfte erzeugen kann.*

Um dies wirkungsvoll tun zu können, müssen Sie das Prinzip des Kräftetrainings respektieren. Es besteht darin, daß es einer Muskelanspannung von größtmöglicher Intensität bedarf, wenn eine Übungswirkung erzielt werden soll. Das bedeutet, daß man mehr Kraft aufbringen soll, als man zu haben glaubt und dies längere Zeit durchhalten soll, als man zu können meint. Nach der Anstrengung soll der Muskel doppelt so lange ruhen wie er gearbeitet hat. Sie sollen also 10

Übungen zur Rehabilitation

Sekunden Pause machen, wenn sie 5 Sekunden lang aus allen Kräften angespannt haben.

Sie brauchen die Kneifübungen nicht *so häufig* zu wiederholen, es ist jedoch außerordentlich wichtig, daß Sie *gründlich* durchgeführt werden, sowohl was die Anspannung als auch was die Entspannung betrifft.

Im Vorwort habe ich von meiner Hoffnung auf eine zufriedenstellende körperliche Erziehung der nächsten Generation gesprochen, damit diese außer Kraft und Vielseitigkeit auch eine Vorstellung von ihren »verborgenen« Muskeln erwerben kann.

Im Rahmen des Erwachsenenunterrichtes, in dem es darum geht, Fehlfunktionen zu korrigieren, kann man gezielte Übungen machen, die direkt auf die Beckenbodenmuskeln gerichtet sind. Anders ist es bei der Schulgymnastik, bei der wir es mit Kindern zu tun haben; hier soll die Muskulatur des Beckenbodens in gleichem Maße wie die übrige Muskulatur berücksichtigt werden. Der Sportunterricht in der Schule hat unter anderem den Zweck, die Mädchen für ihr künftiges Leben zu rüsten; das bedeutet, daß er auch vorbeugend sein soll.

Was den Beckenboden betrifft, so würde ich nicht mit speziellen Kneifübungen beginnen, sondern die Kinder Geräteturnen und Tauklettern betreiben lassen. Es ist meine Vermutung (die sich auf Erfahrung stützt), daß in dem Augenblick, in dem das Kind mit den Armen am Seil hängt und sich anstrengen muß, um das Tau mit den Beinen zu fangen und zu umschließen, der *ganze* Unterleib auf eine kräftige greifende Bewegung eingestellt ist. Die Muskeln des Beckenbodens werden zusammen mit den Muskeln an der Innenseite der Schenkel an diesem Greifen beteiligt sein.

Ich halte es für eine gute Methode, zunächst ein paar Erlebnisse zu vermitteln, die nachher erklärt werden. Kinder interessieren sich für Anatomie; sie wollen gern wissen, wie es in ihrem Inneren aussieht. Ich würde diese Gelegenheit nutzen und ihnen anhand einiger anatomischer Tafeln etwas über die Funktionen des Körpers erzählen.

30   Übungen zur Rehabilitation

Die Beine greifen und umklammern. Die Muskeln im Boden des Körpers, die sie nicht sehen können, sind auch darauf eingestellt. Ich würde auch erwähnen, daß es speziell die Muskeln im Beckenboden sind, die sie wahrnehmen, wenn sie angenehme Empfindungen im Körper erleben. Das ist eine ausgezeichnete Gelegenheit, um mit der Anatomie fortzufahren und den Mädchen zu erklären, warum es wichtig ist, einen starken Beckenboden zu haben. Zu *diesem* Zeitpunkt kann man mit Kneifübungen beginnen. Der Körper speichert Erinnerungen. Die Mädchen sind in die richtige Richtung gelenkt worden und die Sportlehrerin hat ihren Beitrag hinsichtlich einer vernachlässigten Muskelgruppe geleistet.

Die Muskulatur des Beckenbodens ist einerseits außerordentlich kompliziert, weil sich die Muskeln nach allen Richtungen hin ziehen – sowohl kreuz und quer als auch schräg und außerdem als Ringmuskeln und Schlingen; andererseits ist ihre Funktion einfach, weil alle Muskeln gleichzeitig wirken. Das ergibt eine »Gesamtstraffung«, die gleichzeitig hebt, zum Mittelpunkt hin sammelt und zusammenschnürt. Deshalb gibt es in Wirklichkeit nur eine einzige Übung, um den Beckenboden zu trainieren: die sogenannte *Kneifübung.* Variationen entstehen durch die verschiedenen Körperhaltungen, während der man übt. Kneifübungen können Sie entweder im Stehen, Sitzen oder Liegen durchführen.

Einen Muskel anzuspannen fällt am leichtesten, wenn er dabei berührt wird. Das haben Sie bei dem eingeführten Finger erlebt. Aber Sie können auch auf den gesamten Beckenboden einen Druck von außen ausüben, und Sie können dabei den Widerstand verstärken, was noch mehr aktiviert.

≡   **Übung im Stehen**

Diese Übung können Sie z. B. unter der Dusche ausführen. Stellen Sie sich mit einem kleinen Abstand zwischen den Füßen hin. Ihre Handflächen haben genau die richtige Breite um damit den Boden des Beckens zu bedecken. Legen Sie zunächst die rechte Hand von vorne auf den Beckenboden, so daß die Handwurzel fest gegen das

Schambein drückt – dann legen Sie die linke Hand von hinten über die rechte Hand (umgekehrt, wenn Sie Linkshänder sind).

Nun sollen Sie einen gleichmäßigen Druck auf den gesamten Beckenboden ausüben. Benutzen Sie die Kraft der Arme und heben Sie sich selbst kräftig hoch, wobei Sie gleichzeitig den rechten Mittelfinger in die Scheide hinaufgleiten lassen. Spannen Sie nun den Beckenboden mit aller Gewalt an, und halten Sie die Spannung, so lange Sie überhaupt dazu imstande sind; atmen Sie gleichmäßig während Sie sich die ganze Zeit darauf konzentrieren, das sich auf den Mittelpunkt konzentrierende Heben der Scheide zu spüren. Entspannen Sie danach den Beckenboden total.

Sie werden zwar in der Dusche keinen Sekundenzeiger haben, aber Sie können sich einen vorstellen und mitzählen. Am ersten Tag schaffen Sie möglicherweise nur 5 Sekunden; Sie sollten aber versuchen, im Laufe der Zeit auf 10 Sekunden zu kommen.

Ich würde diese Übung zur Kontrolle meines Trainings benutzen, weil man gerade in dieser Situation die Spannung des Muskels am deutlichsten wahrnehmen kann. Hier werden Sie fühlen können, ob Sie stärker geworden sind, weil Sie sowohl vom Finger als auch vom Muskel selbst eine »Antwort« bekommen. Sie erleben eine doppelte Wahrnehmung.

Je vertrauter Sie mit der Empfindung des Zusammenschnürens und des nachfolgenden Entspannens werden, umso leichter werden Sie sich diese auch zu anderen Zeitpunkten ins Gedächtnis rufen können.

≡ Übungen im Sitzen

Sie können es gleichzeitig, während Sie sitzen und lesen, versuchen. Am leichtesten läßt sich die Scheide lokalisieren, wenn das Gewicht des Körpers gerade über ihrer Öffnung liegt; also beugen Sie sich ein wenig vor, bis Sie das Gefühl haben, richtig zu stehen. Und nun kneifen Sie aus Leibeskräften. Möglicherweise gelingt Ihnen dies nicht, ohne daß Sie auch gleichzeitig die Gesäßmuskeln anspannen; das macht jedoch nichts, so lange Sie diese nicht mit den Beckenbodenmuskeln verwechseln.

Um sicherer erkennen zu können, um welche Muskeln es sich handelt, müssen Sie sich im Gleichgewicht befinden, so daß der Oberkörper gerade über den Sitzbeinknochen ruht (Sie sollten am besten auf einem harten Stuhl sitzen; nun können Sie die Gesäßmuskeln rhythmisch anspannen und entspannen. Sie werden bemerken, daß sich Ihr Gesäß abwechselnd hebt und senkt. Damit kann man leicht zurechtkommen, und es ist eine ausgezeichnete Möglichkeit, die Gesäßmuskeln zu lokalisieren und gleichzeitig die Durchblutung anzuregen.

Beugen Sie sich wieder leicht nach vorn, so daß sich das Gewicht des Oberkörpers genau über dem Scheideneingang befindet. Nun sollen Sie auch die Muskeln des Beckenbodens im rhythmischen Wechsel anspannen, aber das soll *bedeutend langsamer* und besinnlicher) vor sich gehen: Sie sollen sowohl die Anspannung als auch die Entspannung sorgfältig registrieren.

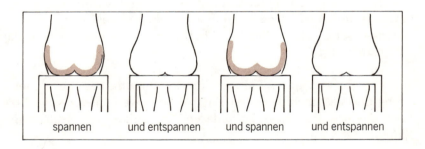

spannen und entspannen und spannen und entspannen

Prüfen Sie nach, ob Sie imstande sind, lediglich die Muskeln des Beckenbodens anzuspannen und zu entspannen – *ohne* auch die Gesäßmuskeln miteinzubeziehen – damit Ihnen vollständig klar wird, wo sich diese befinden. Je mehr Muskelbewußtheit Sie gewinnen, desto besser.

Der *rasche* rhythmische Wechsel zwischen Anspannung und Entspannung fällt leicht, wenn es sich um Muskeln handelt, die wir gut kennen; es kann allerdings schwierig sein, diesen Wechsel mit dem Scheidenmuskel durchzuführen, der uns zum Teil unbekannt ist. Versuchen Sie es trotzdem. Sie müssen Ihre Phantasie zu Hilfe nehmen und sich vorstellen, daß Sie die rechte und die linke Seite der Scheide zusammenklappen (wie das Klatschen zweier Handflächen) – eine ganz kurze, leichte und schnelle Anspannung, die Sie sofort wieder aufgeben. Diese Empfindung wird Ihnen bekannt sein, denn es sind gerade diese kurzen, rhythmischen Zusammenziehungen des Scheidenmuskels, die beim Orgasmus auftreten. Sie kommen von selbst – ohne bewußtes Zutun.

Wenn Sie nun versuchen sollen, dies willentlich zu tun, dann deshalb, weil sich durch die Vorstellung vom leichten Klatschen der Muskel leichter in seiner ganzen Länge bewegen läßt. Vielleicht ist es für Sie einfacher, den Muskel in Bewegung zu setzen, wenn Sie sich die Scheide zusammengeklappt bzw. offen vorstellen.

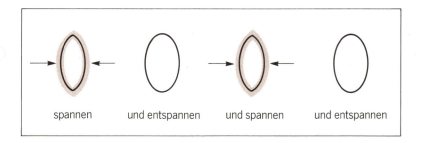

spannen und entspannen und spannen und entspannen

Wenn Sie in aller Ruhe nur Anspannen und Entspannen »spielen«, dann ist die Wirkung stabilisierend und durchblutungsfördernd. Das können Sie machen, so oft Sie wollen; aber wenn Sie sich konzentrieren und willentlich einen maximalen Kraftaufwand leisten, indem Sie die Muskeln des Beckenbodens anspannen, so ist das Kräftetraining und führt zu einer Verbesserung. Das müssen Sie nur wenige Male machen, z. B. 5mal. Spannen Sie den Muskel aus allen Kräften und halten Sie 5 Sekunden aus, dann entspannen Sie 10 Sekunden lang und wiederholen das ganze 5mal.

Wenn Sie Ihr Kräftetraining im Sitzen durchführen wollen, dann kann ich Ihnen ein besonders wirkungsvolles Training der Beckenbodenmuskeln auf einem Fahrradsattel empfehlen. Der Sattel übt einen Gegendruck aus, der dem Gewicht des ganzen Oberkörpers entspricht und einen Druck mit perfekter Anpassung vermittelt. Sehen Sie zu, daß Sie jedesmal, wenn Sie mit dem Fahrrad unterwegs sind, ein paar gründliche Kneifübungen machen.

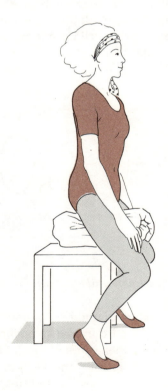

Abb. 7

Fahren Sie mit Freilauf, lassen Sie die Füße auf den Pedalen ruhen und entspannen Sie die Beine – sowohl die Gesäßmuskeln als auch die Muskeln, die auf der Innenseite der Schenkel liegen. Der Gegendruck des Sattels wird Sie erkennen lassen, *wo* Sie anspannen sollen. Dann »beißen« Sie um den Sattel herum aus allen Kräften zusammen, solange es überhaupt geht. Die Ruhepause soll doppelt so lange wie die Kraftanstrengung sein. Aufgrund des Satteldruckes können Sie wahrnehmen, daß die Muskelspannung sowohl hebend als auch zusammenziehend wirkt; Sie können dabei ein wirklich effektives Training erzielen, weil Sie in dieser Situation zu einer maximalen Kraftanstrengung fähig sind.

Da Sie nicht alle die Gelegenheit haben, auf einem Fahrradsattel zu trainieren, können Sie stattdessen eine Bank oder einen Stuhl mit harter Sitzfläche verwenden. Nachdem man ein fest zusammengerolltes Kissen auf der Unterlage befestigt hat, setzt man sich rittlings darauf und »beißt« zusammen (Abb. 7).

Übung im Liegen

Probieren Sie auch im Liegen aus, wie kräftig Sie den Beckenboden anspannen können. Vergessen Sie nicht, doppelt so lange zu entspannen, wie Sie angespannt haben.

Beginnen Sie mit ausgestreckten Beinen. Kreuzen Sie die Knöchel, so daß die Außenseiten der Füße einander stützen (Abb. 8); das hilft Ihnen dabei, die Gesäßmuskeln anzuspannen, wenn das Gesäß mit einbezogen ist. Sie dürfen, wie schon gesagt, die Muskeln nur nicht verwechseln. Sie sollten sich darauf konzentrieren, gleichzeitig zusammenzukneifen, einen Sog nach oben zu erzeugen und abzuschnüren.

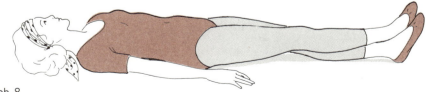

Abb. 8

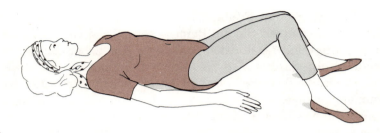

Abb. 9

Eine andere Ausgangsstellung ist die mit geschlossenen, angewinkelten Knien und etwas Abstand zwischen den Füßen. Nun legen Sie die Knie aneinander und stemmen die Füße auf den Boden, so daß das Becken kippt und die Lenden den Boden berühren (Abb. 9). Sie dürfen dabei auf keinen Fall den Bauch einziehen oder den Atem anhalten. Nun kommt die schon bekannte Übung mit dem Beckenboden. Sie kneifen zusammen, saugen nach oben und schnüren ab.

Nun sollen Sie es mit gespreizten Knien versuchen. Entspannen Sie sich und lassen Sie die gebeugten Knie so weit wie möglich nach außen fallen. In dieser Stellung können Sie nämlich die Gesäßmuskeln nicht anspannen, und daher kann es auch zu keiner Verwechslung kommen. Können Sie nun die Muskeln des Beckenbodens finden und anspannen? Wenn es Ihnen schwerfällt, bedecken Sie den Beckenboden mit einer Hand, denn es ist leichter, einen Muskel anzuspannen, der berührt wird.

Sie müssen sich darauf konzentrieren, sowohl die Entspannung als auch die Anspannung aufmerksam zu erleben, und die letztgenannte Stellung ist besonders gut geeignet für diejenigen, denen die Entspannung Schwierigkeiten bereitet (s. S. 54 ff.)

≡ Trainingsprogramm

Da sich die meisten Frauen am liebsten an ein genau vorgege-
benes Trainingsprogramm halten wollen, möchte ich Ihnen hier einen
Vorschlag machen: Üben Sie 4mal am Tage. Das wird Sie jedesmal 2
Minuten beanspruchen. Wählen Sie einige dafür günstige Zeitpunkte,
und machen Sie sich das Programm zur täglichen Gewohnheit. Es ist
gleichgültig, in welcher Stellung Sie die Kneifübungen zu den verschiedenen Zeitpunkten durchführen; ich mache Ihnen dennoch vier verschiedene Vorschläge.

Am Morgen
Sie können üben, ehe Sie aufstehen. Bleiben Sie liegen, beugen
Sie die Knie und stützen Sie zur Kontrolle den Beckenboden
mit einer Handfläche.

Konzentrieren Sie sich auf die »zusammenraffende« Empfindung im Beckenboden, wo zur gleichen Zeit zusammengeknif-
fen, hochgesaugt und zugeschnürt wird. Atmen Sie ruhig und
gleichmäßig.

Setzen Sie sich zum Ziel, ca. 5 Sekunden lang eine maximale
Spannung aufrecht zu erhalten, entspannen Sie danach und
ruhen Sie 10 Sekunden lang. Führen Sie diese Übung insge-
samt 5mal durch. 5mal 15 Sekunden ergeben ungefähr eine
Minute – das können Sie bewältigen.

Während der Arbeitszeit
Setzen Sie sich auf einen harten Stuhl und neigen Sie sich
etwas nach vorne, so daß sich das Gewicht des Oberkörpers
genau über der Scheidenöffnung befindet.

Und nun gehen Sie genau so vor wie oben: 5 maximale Anspan-
nungen zu je 5 Sekunden mit 10 Sekunden Pause zwischen
jeder Kraftanstrengung.

Auf dem Heimweg

z. B. auf dem Fahrrad oder in irgendeinem Verkehrsmittel. Niemand kann es Ihnen ansehen, wenn Sie üben. Denken Sie konzentriert an die Wirkung der Muskeln und stellen Sie sich vor, daß Sie irgend etwas aus allen Kräften in sich emporsaugen.

Die Vorgehensweise ist wieder die gleiche wie bei den ersten beiden Situationen: 5 maximale Kraftanstrengungen mit je 10 Sekunden Pause dazwischen.

Am Abend

Sie stehen im Bad – ein Mittelfinger liegt in der Scheide (keine zu langen Fingernägel, um die Schleimhäute nicht zu verletzen). Nun führen Sie 5 Kneifübungen von maximaler Stärke je ca. 5 Sekunden lang durch. Darauf folgt jeweils eine doppelt so lange Pause. Provozieren Sie den Scheidenmuskel, indem Sie fest dagegen drücken. Spreizen Sie eventuell Zeige- und Mittelfinger und versuchen Sie, die Finger mit dem Scheidenmuskel zusammenzupressen.

Über das Trainingsprogramm hinaus möchte ich vorschlagen, daß Sie einmal im Monat die »Methode der Harnstrahlunterbrechung« anwenden (s. S. 25), um zu kontrollieren, ob Sie Ihre Muskulatur jetzt besser beherrschen. Der Sinn des Trainings besteht darin, den Pubococcygeus-Muskel (Scheidenmuskel) stark, elastisch und für seine Funktion beim Geschlechtsakt geeignet zu machen. Darüber hinaus behandeln oder verhindern Sie mit diesem Training auch eine leichte Gebärmuttersenkung, die eine Inkontinenz zur Folge haben kann. Selbst wenn die Muskulatur im Lauf von ein paar Monaten wieder zur vollen Zufriedenheit hergestellt ist, sollten Sie dennoch zur Sicherheit weiterhin ein paar Kneifübungen pro Tag machen.

Falls Sie mit diesem Trainingsprogramm kein zufriedenstellendes Ergebnis erzielen, können Sie Ihre Anstrengungen verdoppeln, indem Sie größere Anforderungen an sich selbst stellen.

Die ganzheitliche Bewegung

Bei einer lokalen Wiederherstellung des Beckenbodens allein, z. B. zur Heilung einer Inkontinenz oder eines drohenden Gebärmuttervorfalles, ist es nicht nötig, das Training mit allgemeinen Bewegungsübungen zu kombinieren. In diesem Fall handelt es sich ausschließlich um die Frage von Anspannung und Entspannung der Beckenbodenmuskeln. Aber hier, wo es darum geht, bessere Voraussetzungen für den Geschlechtsakt (oder Voraussetzungen für einen *besseren* Geschlechtsakt) zu schaffen, und wo es sich um Störungen in der Bewegungsfunktion handelt, muß die ganzheitliche Bewegung mit einbezogen werden.

Die Natur hat es so weise eingerichtet, daß die Fortpflanzungsorgane im Bewegungszentrum des Körpers liegen, wo wir die größten Gelenke und die stärksten Muskeln haben. Diese großen Gelenke und großen Muskeln entsprechen einander genauso wie die kleinen Gelenke und kleinen Muskeln eines Fingers, und deshalb kann eine Bewegung der Körpermitte im Grunde genauso leicht wie das Beugen und Strekken eines Fingers sein.

Die Bewegungsmöglichkeiten der Körpermitte sind vielfältig, weil die Hüftgelenke Kugelgelenke sind. Dadurch sind Bewegungen auf allen Ebenen möglich, und zusammen mit den Möglichkeiten der Wirbelsäule ergibt sich ein weiterer Bewegungsreichtum, weil das gesamte Becken verlagert werden kann. Die extreme Beweglichkeit der Körpermitte sieht man z. B. beim Bauchtanz (dessen Ursprung den Leserinnen vielleicht bekannt ist).

Die *physische* Voraussetzung für die ganzheitliche Bewegung ist ein intakter Bewegungsapparat – die *psychische* Voraussetzung ist das Fehlen von Blockierungen.

Nach meiner Erfahrung gibt es für Entspannungs- und Bewegungspädagogen genug zu tun, um die physischen Voraussetzungen zu schaffen. Ein Unterricht, der der Entspannung, Dehnung, Koordination und Rehabilitation dient, ist ein geeignetes Mittel um ein gutes körperliches Instrument wiederherzustellen. An dieser Stelle werde ich mich mit der Dehnung und Koordination des Gebietes um die Körpermitte begnügen, und will mich im folgenden mit dem Hüftgelenk und der Lendenwirbelsäule beschäftigen.

Wie bereits erwähnt, ist das Hüftgelenk ein Kugelgelenk, und daher *sollte* die Bewegungsmöglichkeit groß sein. Wenn die Hüftgelenke jedoch von angespannter oder verkürzter Muskulatur umgeben sind, müssen zunächst Entspannungs- bzw. Dehnungsübungen (Räkeln, Ausstrecken) gemacht werden.

Im Grunde sind Dehnungen naturgegeben; das Strecken am Morgen ist ein Teil des angeborenen spontanen Bewegungsinventars des Menschen. Wann wir eigentlich diese Unmittelbarkeit verlieren, weiß ich nicht, aber es ist eine Tatsache, daß sie bei den meisten Menschen verkümmert (vielleicht ist sie unter dem Regime des Wekkers endgültig »umgekommen«).

Der natürliche Mensch, der sich seine innere Ruhe und eine gesunde Ursprünglichkeit bewahrt hat, streckt sich morgens und abends behaglich und folgt dabei unbewußt dem Gebot der Orthopäden und Gymnastiktheoretiker, das da lautet: »Es ist eine goldene Regel, daß alle Gelenke täglich bis an ihre äußerste Grenze bewegt werden sollen.« Aber dennoch kann es gerade bei den *Hüftgelenken* darum schlecht bestellt sein; deshalb schlage ich einige Übungen für eine tägliche Überholung dieser Gelenke vor.

≡ Dehnung

Die Hüftgelenke bilden das Zentrum des Bewegungsapparates; wir wollen nun systematisch die Muskulatur um das Hüftgelenk herum dehnen und damit die Beweglichkeit nach allen Richtungen hin verbessern. Da dieses Gelenk gewöhnlich nach vorne gebeugt ist, werden wir zunächst die entgegengesetzte Richtung wählen und das Gelenk ganz ausstrecken.

Stellen Sie den rechten Fuß auf einen Stuhl. Der Abstand soll so sein, daß das linke Bein schräg nach hinten gestreckt ist, wenn das

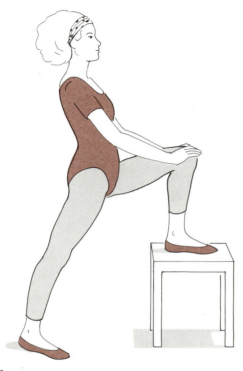

Abb. 10

rechte Knie gebeugt wird. Das Gewicht wird auf beide Beine gleichmäßig verteilt. Beugen Sie das rechte Knie so weit wie möglich, während das linke unbedingt ganz gestreckt sein soll (Abb. 10). Schwingen Sie in dieser Stellung sanft hin und her, und spüren Sie, wie Sie an der Vorderseite des linken Hüftgelenkes eine gute Dehnung erzielen, denn dort ruht das ganze Gewicht des Oberkörpers.

Die Dehnung kann noch wirksamer werden, wenn Sie sich ein wenig zurücklehnen. Wechseln Sie nun die Seite und üben Sie hier ebenso lange.

Nun nehmen wir uns die Muskeln an der Innenseite der Schenkel vor. Setzen Sie sich auf den Fußboden, beugen Sie die Knie und

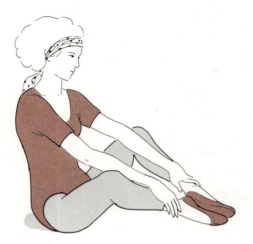

Abb. 11

ziehen Sie die Füße so eng wie möglich an den Körper (Abb. 11). Legen Sie die Fußsohlen aneinander und lassen Sie die Knie seitlich nach außen fallen. Strecken Sie die Arme aus und umgreifen Sie die Knöchel, damit Sie bequem sitzen. Wenn die Knie so weit wie möglich nach außen gedreht sind, dann versuchen Sie diese vorsichtig noch weiter zum Fußboden hin zu schaukeln. Dabei werden Sie spüren, wie die Hüftgelenke nach außen gedreht werden. Falls Ihre Muskeln sehr straff sind, können Sie die Ellbogen gegen die Innenseiten der Knie stemmen und einen leichten Druck ausüben. Sie werden selber merken, wie weit Sie gehen können, ohne die Hüftgelenke einzubeziehen.

Auf die Drehung nach außen folgt die Drehung nach innen; dabei sollen sich die Knie nach innen bewegen. Bleiben Sie sitzen, aber lehnen Sie sich etwas zurück, und stützen Sie sich auf die Hände. Die gebeugten Knie sollen etwas voneinander entfernt sein (Abb. 12). Bewegen Sie langsam das rechte Knie nach innen und zum Fußboden hin, und spüren Sie dabei die Dehnung um das Hüftgelenk. Lassen Sie das linke Knie, wo es ist – es zeigt gerade nach oben. Bleiben Sie so lange in dieser Stellung sitzen, bis Sie sich an die Anspannung gewöhnt haben und wechseln Sie dann die Seite.

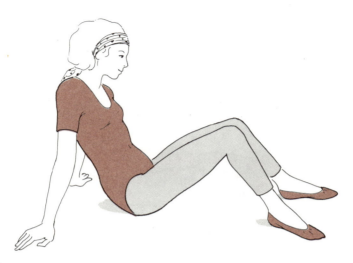

Abb. 12a

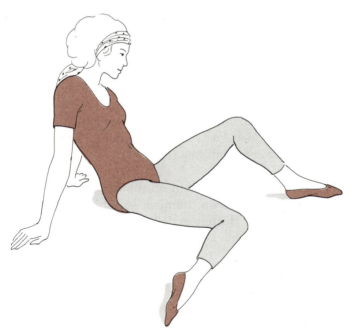

Abb. 12b

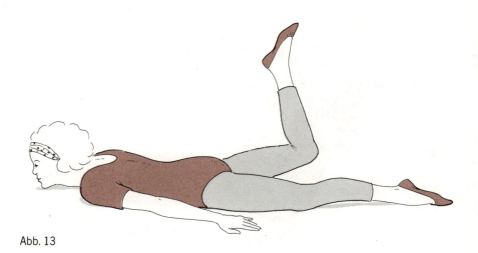

Abb. 13

Ich möchte Ihnen noch eine Übung beschreiben: Sie dehnt die Muskeln an der Vorderseite der Hüftgelenke, während sie gleichzeitig den Gesäßmuskeln, die das Hüftgelenk strecken, Stärke verleiht.

Legen Sie sich auf den Bauch; ihre Arme liegen neben dem Körper. Sie müssen unbedingt dafür sorgen, daß die beiden vorderen »Eckpunkte« des Beckens die ganze Zeit den Fußboden berühren. Heben Sie den rechten Fuß in die Höhe, indem Sie das Knie beugen. Überzeugen Sie sich, daß die rechte »Ecke« des Beckens den Fußboden berührt, wenn Sie mit der Anstrengung beginnen: Heben Sie auch den Schenkel – anfangs nur ein bißchen (Abb. 13).

Nun kommt das linke Bein an die Reihe; wenn Sie auch mit diesem Ihr Ziel erreicht haben, nämlich sowohl Stärke im Gesäß als auch Dehnung vor den Hüften erzielt haben, dann heben Sie beide Beine gleichzeitig hoch (Abb. 14).

Dieselbe Absicht – die Hüftgelenksstrecker (die Gesäßmuskeln) zu stärken und die Hüftgelenksbeuger zu verlängern – hat auch die nächste Übung.

Legen Sie sich auf den Rücken, beugen Sie die Knie und stellen Sie die Füße etwas auseinander. Die Fußsohlen stehen dabei fest auf

Dehnung 45

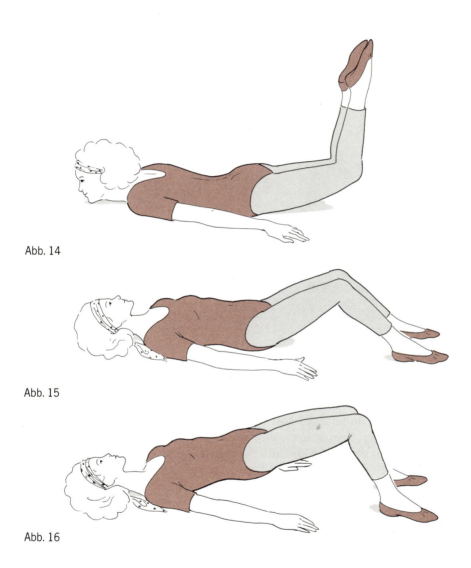

Abb. 14

Abb. 15

Abb. 16

dem Boden (Abb. 15). Nun müssen Sie sich entweder vorstellen: »In die Höhe mit der ganzen Mittelpartie!« oder: »Fest nieder auf den Fußboden mit den Füßen und die Hüften strecken!« Vielleicht ist es am leichtesten für Sie, wenn Sie zuerst die Füße ein klein wenig heben, sich zur Handlung entschließen und die Füße dann fest auf den Boden pressen, während Sie die Hüftpartie heben (Abb. 16).

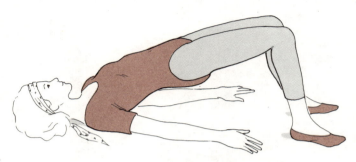

Abb. 17

Verweilen Sie noch ein bißchen in dieser Stellung und versuchen Sie, speziell die Hüftgelenke noch mehr zu heben. Sie brauchen nur zu denken: »Noch weiter weg vom Fußboden mit dem Gesäß!« und zu beachten, wie die Gesäßmuskeln zu arbeiten beginnen. Mit ein wenig Übung wird Ihnen das nicht schwer fallen (Abb. 17).

Beweglichkeit

Nachdem wir uns nun mit den Hüftgelenken beschäftigt haben, müssen wir uns auch noch für den unteren Teil der Wirbelsäule interessieren. Manchmal kommen Patientinnen zum Frauenarzt und klagen über Schmerzen beim Geschlechtsakt. In einigen Fällen entdeckt dann der Frauenarzt, daß die Schmerzen von der Wirbelsäule herrühren mit der Folge, daß die Patientin einen Orthopäden aufsuchen muß.

Der Beckenknochen ist die feste Verbindung zwischen den Beinen und dem Oberkörper – er befindet sich gewissermaßen zwischen zwei Kugeln und einer Schlange! Der Gelenkkopf des Schenkelknochens hat seine Gelenkpfanne an der Seite des Beckens, und die Wirbelsäule hebt sich balancierend von der Rückseite des Beckenknochens empor (Abb. 18).

An den Bewegungen des Beckens sind deshalb sowohl das Hüftgelenk als auch die Lendenwirbelsäule beteiligt. Beide Teile müssen natürlich gut funktionieren, wenn eine freie Beweglichkeit des

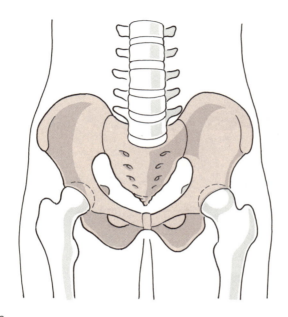

Abb. 18

Beckens erreicht werden soll. Die Lust am Geschlechtsakt wird getrübt, wenn jede Bewegung schmerzhaft ist, und das gilt sowohl für Schmerzen, die von der Lende, als auch für solche, die vom Hüftgelenk ausgehen. Der Geschlechtsakt kann sogar unmöglich werden.

Nun prüfen wir die Beweglichkeit der Lende. Wir beginnen mit der klassischen Übung, die »Hund und Katze« genannt wird. Sie stehen »auf allen Vieren« (vielleicht mit einem Kissen unter den Knien). Diese Stellung ist für Ihren Rücken die günstigste. Sie beginnen mit einer Krümmung des Rückens nach unten (Hund, s. Abb. 19a) und machen danach einen »Katzenbuckel« (Abb. 19b). Nehmen Sie den Kopf zwischen die Arme, schauen Sie nach unten und wölben Sie den Rücken hoch hinauf in Richtung Zimmerdecke. In dieser Stellung verlagern Sie nun das Gewicht stufenweise nach hinten, so daß sich das Gesäß den Fersen nähert. Dabei krümmt sich die Wirbelsäule hauptsächlich im Lendenbereich (Abb. 19c).

48 Die ganzheitliche Bewegung

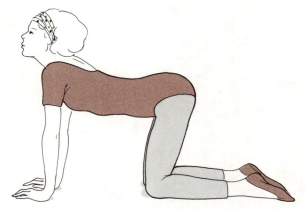

Abb. 19a

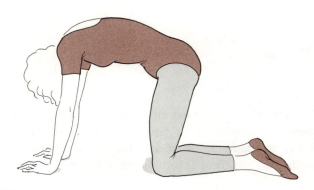

Abb. 19b

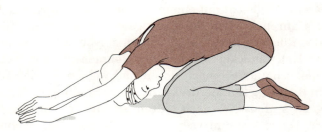

Abb. 19c

Nun wollen wir auch die seitliche Bewegung hinzunehmen. Sie wiederholen »Hund und Katze«, und in jeder der verschiedenen Stellungen versuchen Sie, wie weit Sie das Gesäß nach rechts oder nach links schwingen können. Versuchen Sie sich vorzustellen, daß Sie »mit dem Schwanz wedeln«.

Wir haben keine Schwierigkeiten uns zu bewegen, solange keine hinderlichen Gegenspannungen vorhanden sind, die ein Hindernis bilden. Wenn man allerdings intensiv an eine scheinbar schwierige Bewegung denkt und sich sehr bemüht, können leicht sogenannte Affektspannungen entstehen. Deshalb ist es grundsätzlich wichtig, entspannen zu *können,* damit man diese überflüssige Spannung während einer Bewegung gegebenenfalls aufheben kann.

≡ Koordination

Indessen kann man sich einige Bewegungen *spielend* aneignen – womit wir beim Bauchtanz angelangt wären. Setzen Sie Ihre Phantasie in Schwung.

Sie stehen wieder auf allen Vieren. Und nun stellen Sie sich vor, direkt hinter Ihnen sei ein Zifferblatt von der Größe eines Tellers angebracht (Abb. 20). Wenn Sie den Rücken abwechselnd durchbiegen und krümmen, »zeichnen« Sie einen Strich von der vollen zur halben Stunde.

Wenn Sie das Gesäß von der einen Seite zur anderen schwingen, zeichnen Sie eine Linie von ¾ bis ¼ nach . . .

Ihre nächste Aufgabe besteht darin, dem Zeiger zu folgen und auf diese Weise einen Kreis zu beschreiben – zuerst im Uhrzeigersinn und dann entgegengesetzt.

Das Bild von der Uhr können wir noch einmal verwenden, da es die Steuerung der Beweglichkeit sehr erleichtert. Legen Sie sich nun auf den Rücken, beugen Sie die Knie und setzen Sie die Fußsohlen auf dem Boden auf; halten Sie zwischen den Füßen und zwischen den Knien

50 Die ganzheitliche Bewegung

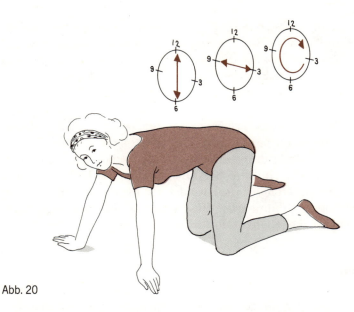

Abb. 20

einen leichten Abstand. Heben Sie nun die Hüftpartie vom Boden hoch (Abb. 21) – das Becken soll bewegt werden. Hüftgelenk und Lendenwirbelsäule machen automatisch mit, wenn Sie sich nur auf einen festen

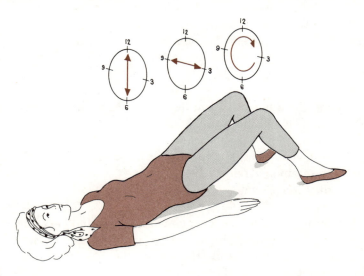

Abb. 21

Koordination

Punkt konzentrieren. Wir wählen dafür die Mitte des Beckenknochens – nämlich das Schambein.

Wenn Sie sich das Zifferblatt wieder vorstellen, können Sie mit dem Schambein einige Male auf und ab »zeichnen« – von der halben Stunde zur vollen. Danach von ¾ (wobei das linke Bein die größere Belastung trägt) hinüber zu ¼ nach (wobei das rechte Bein stärker belastet wird).

Danach kommt die »Rundreise« – zuerst wieder *im* Uhrzeigersinn, dann *entgegengesetzt*. Der Beckenknochen zeichnet einen schönen Kreis – eine ausgezeichnete Übung für die Gelenke. Obendrein dient sie sowohl dem Kreislauf als auch der Verdauung.

Da wir gerade bei der Vorstellung vom Zifferblatt sind, möchte ich Ihnen eine weitere gute Übung empfehlen:

Sie liegen auf dem Rücken, mit gebeugten, etwas voneinander entfernten Knien und aufgestellten Füßen. Nun stellen Sie sich vor, daß Sie mit der Hüftpartie direkt auf dem Zifferblatt liegen (Abb. 22), wobei

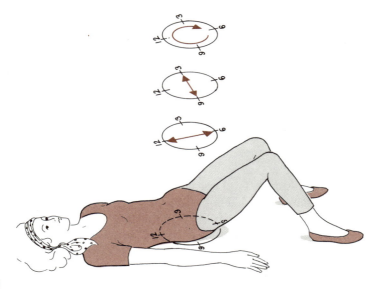

Abb. 22

Sie sich vorstellen sollten, daß die Lende auf der vollen Stunde liegt und das Steißbein auf der halben Stunde. Der Beckenknochen ist auf seiner Rückseite leicht gekrümmt, so daß man sich gut damit wiegen kann. Und nun liegen und wiegen Sie sich von der vollen zur halben Stunde und erfühlen, wie sich die Lende dabei abwechselnd ganz sanft beugt und durchbiegt. Es sind die Beine, die die Bewegung hervorbringen, darum sollten Sie im Oberkörper ganz locker sein, damit kein Widerstand gegen das Wiegen aufkommt. Auch der Nacken schaukelt mit, so daß das Kinn wippt.

Stellen Sie jetzt die Füße etwas weiter auseinander, und dann schaukeln Sie mühelos von der einen Seite zur anderen – von ¾ zu ¼ nach; dabei dreht sich die Wirbelsäule, wenn Sie den Oberkörper ganz locker halten. Halten Sie an der Vorstellung vom Zifferblatt mit allen seinen Ziffern fest und bewegen Sie sich rund herum. Das Becken hat ja eine gewölbte Form, so daß es für diese kreisende Bewegung gut geeignet ist.

Sie brauchen eine Bewegung nur zu *wünschen,* dann richtet das Nervensystem schon selbst die Steuerung aus, so daß Sie einer Bewegungshemmung entgehen. Eine genauere Erklärung werden Sie auf S. 66 finden. Sie erhalten diese Erklärung jetzt noch nicht, weil ich gerne möchte, daß Sie zuerst einige praktische Erfahrungen und Bewegungserlebnisse sammeln, um danach die Theorie besser bewerten zu können.

Die erwähnten Übungen sind *nicht* als Einübung in die Technik des Geschlechtsaktes gemeint, da ich sehr wohl weiß, daß die eigentlichen sexuellen Bewegungen automatisch ablaufen – also ohne daß die Frau bewußt mitwirkt.

Diese Übungen sind ausschließlich als physisches Training der Körpermitte gemeint und zielen auf bessere Beweglichkeit und Koordination ab, denn ich gehe von der Vermutung aus, daß ihre Funktion dann in einer gegebenen Situation besser wirksam wird. Ich stelle mir vor, daß man sich auf einem Weg, den man zuvor bewußt gebahnt hat, auch leichter unbewußt bewegt.

Koordination

Dieses Vorgehen entspricht den unbewußten »Vorbereitungen« zu den späteren Gehbewegungen, die ein Säugling dadurch trifft, daß es seine Hüftgelenke in alle Richtungen bewegt. Der Unterschied liegt allein darin, daß diese unbewußten Bewegungen bei einem Kind mit ungeschädigtem Bewegungsapparat als Glied in der Kette der Entwicklung programmiert sind; beim Erwachsenen hingegen – wenn der Bewegungsapparat aufgrund von Funktionsfehlern defekt ist – ist es ein *willentliches* Von-vorne-Anfangen, um die ursprünglichen Möglichkeiten wiederherzustellen.

Zum Schluß sei nochmals gesagt, daß sich dieses Buch an normale, gesunde Menschen richtet, denen es vielleicht noch besser gehen könnte. Wo es sich um Sexualneurosen und schwere Blockierungen handelt, muß ein Spezialist aufgesucht werden.

Entspannung

Genauso wie es Frauen gibt, deren Beckenbodenmuskeln zu schlaff und zu schwach sind, gibt es auch Frauen, die das entgegengesetzte Problem haben: Ihre Muskulatur ist zu sehr angespannt, d. h. es herrscht ein dauernder Spannungszustand vor. Dafür kann es verschiedene Ursachen geben und zwar sowohl physischer als auch psychischer Art. Es besteht also nicht nur ein Bedarf an Unterweisung, die dem Aufbau der Muskulatur dienen soll, sondern auch Bedarf an Unterweisung, die die Anspannung vermindern soll.

Es geht darum, ein Körpergefühl und eine natürliche Balance zu erreichen. Wünschenswert ist eine gesunde Muskulatur, die einerseits die erforderliche Kraft aufbringt und andererseits auch völlig entspannen kann; mit anderen Worten, eine Muskulatur, über die wir bewußt verfügen können.

Der Vaginismus ist ein Beispiel für einen Spannungszustand, der *psychisch* verursacht sein kann. Es handelt sich dabei um einen krampfartigen Zustand der Muskeln, die die Scheide umgeben. Ursache für diesen Zustand ist meist Angst. Der Vaginismus verhindert ein normales Sexualleben. Seine Behandlung muß aus einer Kombination psychischer und physischer Maßnahmen bestehen; es muß die Angst abgebaut werden und es müssen Entspannungsübungen und ein Muskeltraining durchgeführt werden.

Es gibt aber auch *physiologische* Ursachen für die Verspannung des Scheidenmuskels. So kann z. B. eine Infektion eine Irritation hervorrufen, auf die mit Anspannung reagiert wird. Es ist ebenso möglich, daß die starken Schmerzen bei einer Unterleibsentzündung unbewußt durch eine Anspannung des Beckenbodens abgewehrt werden. Es liegt nahe, daß nicht nur die Infektion behandelt wird, sondern daß auch gleichzeitig Möglichkeiten zur Entspannung eingeübt werden müssen.

Eine ungünstige Haltung beim Sitzen kann ebenfalls an einem anhaltenden Spannungszustand in den Muskeln des Beckenbodens mitschuldig sein. Wenn Sie mit fest zusammengepreßten Beinen sitzen, dann verringern Sie die Durchblutung. Oder wenn Sie ständig mit übergeschlagenen Beinen sitzen und dadurch sowohl den Kreislauf behindern als auch eine Schiefstellung des Beckens bewirken, dann kann auch das einen Spannungszustand hervorrufen. Wenn Sie obendrein noch nervös sind – also allgemein angespannt –, werden die physischen Ursachen noch von solchen psychischer Art verstärkt.

≡ Körpergefühl entdecken – Entspannen lernen

Wir können ganz bewußt anspannen und entspannen, und was man bewußt tun kann, kann man auch verfeinern. Wir haben die Fähigkeit, Muskelimpulse von angemessener Stärke genau an die Stelle auszusenden, an der dafür ein Bedarf besteht; diese Fähigkeit können wir trainieren. Wir haben auch die Fähigkeit, solche Impulse auszusenden, die eine Spannung aufheben – sogenannte hemmende Impulse. Auch das kann geübt werden.

Eines der Ziele beim Entspannungsunterricht besteht darin, das Körpergefühl bewußt zu machen. Dies kann dazu führen, daß man sich selbst auf eine neue Art kennenlernt: mit seinen Hemmungen und mit seinen Fähigkeiten.

Es geht darum, ein Gefühl für den Spannungsgrad der Muskeln zu entwickeln und dabei gefühlsmäßige Erfahrungen zu sammeln. Bei abwechselndem Anspannen und Entspannen eines Muskels erlebt man die Kontrastwirkung. Allmählich lassen sich auch verschiedene Spannungsgrade deutlich unterscheiden: Ob man stark, wenig oder gar nicht anspannt.

Bei den Muskeln des Armes ist das Erkennen des Spannungsgrades wesentlich leichter als bei den Muskeln des Beckenbodens. Bezüglich des Armes haben wir eine ganz andere Erfahrungsgrundlage – den Arm können wir nämlich *sehen*. *Ballen* Sie die Faust, *beugen* Sie den Ellbogen, *spannen* Sie den ganzen Arm an; spannen Sie ihn weniger, noch weniger, noch ein bißchen weniger und lassen Sie ihn dann ganz schlaff herabfallen.

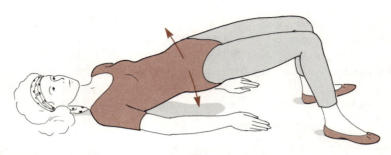

Abb. 23

Das war ja recht einfach! Aber nun geht es darum, dieses Vorgehen auf die Verhältnisse des Beckenbodens zu »übersetzen«, denn mit diesen Muskeln müssen wir erst lernen, Erfahrungen zu machen.

Ich schlage vor, daß Sie sich auf den Rücken legen. Sehen Sie sich Abbildung 23 an. Stemmen Sie Füße, Arme und Nacken auf den Boden und heben Sie ihre ganze Mittelpartie in die Höhe. Auf diese Weise kommt das Herz tiefer als die Bauchhöhle zu liegen, wodurch der Kreislauf unterstützt wird. Sie entlasten außerdem den Beckenboden, weil die inneren Organe zurückrutschen – alles in allem eine günstige Stellung für Venenpumpübungen.

Nun rütteln Sie den Körper von der einen zur anderen Seite, dann hüpfen Sie mit der ganzen Mittelpartie auf und ab. Tun Sie dies so lange wie möglich.

Danach legen Sie sich wieder auf den Rücken; Sie schieben die geballten Fäuste unter sich (Abb. 24), radeln, schütteln die Beine, kreisen mit den Fußknöcheln und lassen sich alle möglichen Bewegungen einfallen, während die Beine über Herzhöhe sind.

Jetzt sind Sie darauf vorbereitet, sich mit den Muskeln des Beckenbodens zu beschäftigen, denn wenn sich der innere Druck gegen den Beckenboden verringert, ist es erfahrungsgemäß leichter, Impulse in dieses Gebiet zu senden (In »Harninkontinenz ist überwindbar« können Sie ausführlicher über den Druck im Becken und die Venenpumpe lesen).

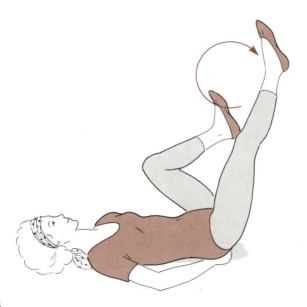

Abb. 24

Sie sollten so bequem wie möglich liegen. Vielleicht brauchen Sie eine kleine Schlummerrolle im Nacken – jedenfalls sollten Sie ein dickes Kissen unter den Knien haben, damit die Lende entlastet wird. Lassen Sie die Knie locker nach auswärts fallen (Abb. 25).

Versuchen Sie sich ganz der Schwere anheimzugeben – und atmen Sie *tief* aus. Nichts darf Sie beengen, weder äußerlich noch innerlich. Achten Sie darauf, ob Sie Ihren Beckenboden spüren können, ob Sie ihn lockerlassen können. Sie sollen sich offen und leer fühlen, so, als ließen Sie sich selbst ganz los. Angespannten Menschen fällt es weit

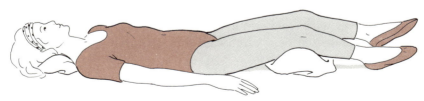

Abb. 25

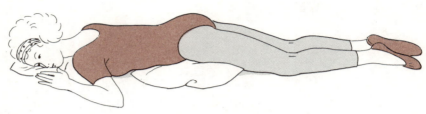

Abb. 26

schwerer loszulassen als festzuhalten. Es sind unbekannte oder besser gesagt *vergessene* Gefühle, die bewußt gemacht werden sollen. Um den Kontrast zur Entspannung zu erkennen, spannen Sie zunächst Ihre Muskeln bewußt an, und entspannen Sie dann auf genau dieselbe Art wie vorhin mit dem Arm, so daß Sie nach und nach mit dem Unterschied ganz vertraut werden.

Wenn es Ihnen in der Rückenlage schwerfällt, alle Spannungen zu lockern, sollten Sie sich auf den Bauch legen und sehen, ob es in dieser Lage eventuell leichter geht. Auch dabei müssen Sie sich mit Kissen und Schlummerrollen einrichten, damit Sie gut liegen (Abb. 26). Mit »gut« meine ich eine Lage, in der Sie sich selbst ganz loslassen können.

Spannen Sie zunächst an und atmen Sie *tief* aus, wenn Sie entspannen. Es hilft, wenn Sie das Atemgeräusch *hören* können, denn dadurch erleben Sie die Entspannung deutlicher. Es ist vorteilhaft, wenn Sie ohne Hemmungen auch leise stöhnen können. Seufzen löst Schultern und Brustpartie, ein *Stöhnen* hingegen löst das Zwerchfell und gleichzeitig die Muskeln der Lenden und des Bauches.

Es wird Ihnen sicher nützen, wenn Sie selbst Versuche mit Anspannung und Entspannung machen und dabei Erfahrungen sammeln; aber es wird wohl schneller gehen, wenn Sie Unterricht nehmen. Viele Volkshochschulen bieten Einführungskurse in die verschiedenen Entspannungstechniken an.

Einflüsse auf die Orgasmusfähigkeit

Wenn der Bewegungsapparat normal funktioniert und der Beckenboden wiederhergestellt ist, sollte eigentlich die körperliche Grundlage für ein gutes Geschlechtsleben geschaffen sein.

Sofern das Ziel darin besteht, beim Geschlechtsakt einen Orgasmus zu erleben, ist die Situation weitaus schwieriger, als wenn das Beckenbodentraining nur dazu dient, eine Inkontinenz zu vermeiden. Beim Geschlechtsleben geht es bekanntlich nicht nur um Wissen und Technik, sondern in weit höherem Maße um Gefühlsleben und Reize. Wenn schon das Inkontinenzproblem verschwiegen wird, dann gilt das sicher nicht minder für die sexuellen Probleme – die Betonung liegt dabei auf dem Wort *Probleme*.

In den vergangenen Jahrzehnten ist nun eine Menge Aufklärungsliteratur erschienen, und der große Vorteil liegt darin, daß Tabugebiete allmählich entmystifiziert werden. Die ehrlichen Auskünfte über das, was Frauen erleben, wird man in den Berichten über Sexualität suchen müssen; da gibt es z. B. den »Hite-Report« über das sexuelle Erleben der Frauen, für den 3000 Frauen im Alter von 14 bis 78 Jahren einen sehr umfangreichen Fragebogen beantwortet haben und anonym ehrliche Antworten gaben. Dieser Bericht stellt mitunter eine harte Lektüre dar, und man kann sehr deprimiert werden von all diesen Zeugnissen von Desillusionierung, Unwissenheit und fehlende sexuelle Freude. Zugleich wirken solche Berichte wie eine Anklage und ein stummer Hilfeschrei. Die Anklage muß gerichtet werden gegen diejenigen

- die zu feige oder befangen waren, einem Kind offen und ehrlich zu antworten,
- die als Fachleute einseitige Theorien verfochten (eine halbe Wahrheit = eine halbe Unwahrheit),
- die schwiegen oder logen, um ihren eigenen Mißerfolg zu verbergen,
- die aus dem Schreiben falscher Liebesgeschichten Kapital schlugen,
- die nicht selbst Aufklärung suchten.

Erziehung

Der Beckenboden mit seinen verschiedenen Öffnungen ist ein Bereich, in dem sich interessante Vorgänge abspielen. Dieser Auffassung ist auch jedes kleine Menschenkind, und das Kind wird selbstverständlich, wie ein junges Äffchen auch, diese Erscheinungen genauer erforschen – und das sollte ihm natürlich erlaubt sein.

Genau in dieser Situation kann derjenige Elternteil, der zufällig Zeuge eines solchen Experimentierens wird, den größten Fehler seines Lebens machen, und zwar dann, wenn er das von Vorurteilen geleitete und zur Gewohnheit gewordene Verbot der vorigen Generation wiederholt. Der Keim vieler Neurosen wird dann gelegt, wenn die Geschlechtsorgane tabuisiert werden. Es bilden sich falsche Vorstellungen, und es können psychische Abartigkeiten entstehen. Es gibt jedoch glücklicherweise auch Väter und Mütter, die ganz gegensätzlich reagieren und diese günstige Gelegenheit wahrnehmen, um die Grundlage für eine gesunde geschlechtliche Entwicklung zu schaffen, indem sie an der Erforschung teilnehmen und dem Kind erklären, wozu die verschiedenen Öffnungen da sind. Das wird später einmal viele Mißverständnisse vermeiden helfen.

Wenn ich nun im reifen Alter auf die sexuelle Erziehung meiner Kindheit zurückblicke – oder besser gesagt auf das Fehlen einer solchen, so wundert es mich eigentlich, daß sich mein Leben so glücklich gestaltet hat. Ich kann mich nicht erinnern, einen unbekleideten erwachsenen Menschen gesehen zu haben. Kinder wurden sorgfältig ferngehalten, wenn der Hengst oder der Stier zum Decken auf den Hof kamen. Knaben und Mädchen hatten je ihre Badezeit am Strand, und das Umkleiden fand in einem geschlossenen Badehaus statt. Meine Mutter fand keinen Anlaß, mit mir über das Geschlechtsleben zu reden, und sie ist auch leicht davongekommen, da ich nicht einmal ahnte, daß es so etwas gab. Woher Kinder kamen, wußte ich nicht, und es interessierte mich auch nicht. Es war eben von der Natur bestimmt, daß da Kinder kamen, wo es ein Heim und Eltern gab – mehr wußte ich nicht darüber.

Wenn ich derlei über mein wortkarges Elternhaus erzähle, muß ich auch erwähnen, daß *niemals* ein liebloses Wort zwischen meinen Eltern gefallen ist. Meine Kinderwelt war derart, daß ich glaubte, alle Erwachsenen seien fromm und gerecht und bohrten nicht einmal in der Nase. Es versteht sich, daß ich einige Überraschungen erlebt habe. Als ich eine eigene Familie gründete und sich der Naturordnung zufolge Kinder einstellten, beschloß ich, daß deren Erziehung auf sexuellem Gebiet ganz anders als meine eigene sein sollte, damit sie eine realistischere Beziehung zu ihrer Umwelt gewinnen würden.

Ich dachte, daß sich das am einfachsten durch uneingeschränkte Aufrichtigkeit bewerkstelligen ließe. Welche Frage auch immer kommen mochte, ich wollte mich niemals mit dem Satz: »Das verstehst du noch nicht!« retten, sondern ganz einfach die Antwort geben, die ich für richtig hielt, und es den Kindern selbst überlassen, wie weit sie diese verstünden. Je weniger Lebensregeln man gibt, desto einfacher ist es. Alles könnte leichter für die Eltern und besser für die Kinder sein, wenn die Eltern immer ehrlich wären und die Wahrheit sagen würden.

Andere Kulturen waren vor Jahrhunderten weitsichtiger und sorgfältiger als die unsere, wenn es darum ging, eine junge Frau auf die Ehe vorzubereiten. So durfte z. B. in einem bestimmten afrikanischen Volksstamm ein junges Mädchen nicht heiraten, solange es mit dem Scheidenmuskel keinen kräftigen Druck ausüben konnte. Das war ein Teil der Erziehung.

Aus dem indischen »Ananga Ranga« (Liebesspiel), geschrieben im 16. Jahrhundert, zitiert ALEX COMFORT: »Sie muß sich die ganze Zeit bemühen ihre Yoni (Scheide) zu schließen und zusammenzuschnüren, bis sie den Lingam (männliches Glied) wie mit einem Finger, der willentlich öffnen und schließen kann, umfaßt, und bis sie schließlich wie die Hand des go-pala-Mädchens tätig ist, wenn es die Kuh melkt.« Das kann nur durch ausdauernde Übung erlernt werden und besonders dadurch, daß man seine Willenskraft an der richtigen Stelle einsetzt ... »Ihr Mann wird sie mehr als alle anderen Frauen zu schätzen wissen und sie nicht gegen die schönste Frau aller drei Welten tauschen wollen. So reizend und wonnevoll für den Mann ist sie, die klemmen kann.«

In dem berühmten arabischen Lehrbuch der Liebeskunst »Der duftende Garten«, wird mehrere Male die »Jabeda« der Frau erwähnt, was soviel wie »saugende Bewegung« heißt: »Die äußerste Wollust hängt von dem einen Umstand ab: Es ist entscheidend, daß die Scheide zu saugen imstande ist.« – »Besonders ihre Jabeda rief meine Bewunderung hervor.« Soweit zur Geliebten. Über den Liebhaber steht in »Kaerlighhedens ABZ« (Das ABC der Liebe): »Es verlautet, daß die tüchtigen und erfahrenen Liebhaber sich weit mehr auf die Klitoris als auf die Scheide der Frau konzentrieren.«

Dies ist auch angemessen, weil es Sache der Frau ist, sich auf die Scheide zu konzentrieren. Die Klitoris ist passiv. Dort ist der Mann imstande, »ihr einen Orgasmus zu *geben*«, wohingegen die Scheide aktiviert werden kann, weil die sie umgebenden Muskeln handeln können. Das heißt, *die Frau hat die Möglichkeit, den Geschlechtsakt für beide Partner zu verbessern.*

Deshalb bekam der Liebhaber aus »Der duftende Garten« diesen Rat: »Versuche glühend ihre *Jabeda* anzufeuern, dann wird deine Arbeit gewaltig belohnt werden.«

≡ Einseitigkeit

Viele Jahre hindurch ist eine heftige Debatte über Klitoris-Orgasmus kontra Vaginal-Orgasmus geführt worden.

Männer haben geschrieben, daß bei Frauen der Orgasmus immer an der Klitoris ausgelöst würde und daß der vaginale Orgasmus nicht existiere. Gleichwohl haben Frauen darauf bestanden, daß sie verschiedene Empfindungsqualitäten erleben könnten, und daß es einen Unterschied gebe zwischen einem an der Klitoris ausgelösten Orgasmus und dem durch Reizwirkung in der Vagina (Scheide) hervorgerufenen.

Man muß dankbar dafür sein, daß zu einer Zeit, wo Aufklärung dringend nötig war, über die Klitoris so viel geschrieben worden ist, und es bedeutete für viele Menschen sicher eine große Hilfe. Aber wir müssen uns ja auch weiterentwickeln; bedauerlich an dem einseitigen Interesse an der Klitoris – auf Kosten der Vagina – ist nämlich, daß die Frau dadurch in einer passiven Rolle festgehalten wird. Durch mangelnde Aufklärung wird auch die aktive Rolle der Frau beim Geschlechtsakt teilweise übergangen – und das ist doch ein wesentlicher Faktor.

GEORGIA und BENJAMIN GRABER schreiben in »Woman's Orgasm«: »Es ist eines der Geheimnisse in der Geschichte der Sexualtherapie, daß die sexuellen Aspekte von KEGELS Arbeit selbst von so hervorragenden Forschern wie KINSEY und MASTERS und JOHNSON im großen und ganzen übersehen worden sind, obwohl die Kegel-Übungen in der ganzen Welt bekannt sind und zur Behandlung von unfreiwilligem Wasserlassen angewendet werden. Wie bereits erwähnt, ist der Pubococcygeus-Muskel einer der stützenden Muskeln im Bereich der Scheide und trägt als solcher dazu bei, die Beckenorgane in einem gesunden Zustand zu erhalten. Leider ist der Pubococcygeus-Muskel bei vielen Frauen in einem schlechten Zustand, was zu fehlenden Empfindungen beim Geschlechtsakt führt und jede Möglichkeit bezüglich orgastischer Reaktionen verhindert.«

Ganz wichtig scheint mir folgendes zu sein: Bei Untersuchungen des Pubococcygeus-Muskels, die von GRABER und GRABER vorgenommen wurden, hat es sich gezeigt, daß die Frauen niemals oder selten einen Orgasmus erlebt hatten, die die schlechteste Muskulatur besaßen. Diejenigen Frauen, die lediglich den Klitoris-Orgasmus kannten, hatten eine bessere, wohingegen jene, die sowohl den Klitoris- als auch den Vaginal-Orgasmus erlebten, die beste Muskulatur aufwiesen.

Diese Tatsachen sind sicher einer Überlegung wert.

An dieser Stelle möchte ich gerne wiederholen, daß die fehlende Aufmerksamkeit für die Verbesserung der Orgasmusfähigkeit der Frau vielleicht dem Umstand zuzuschreiben ist, daß man die Geschlechtsorgane des Mannes sehen kann, wohingegen die Frau meist nicht alle ihre Möglichkeiten kennt. Möglicherweise liegt es auch daran, daß bisher vor allem Männer an der Debatte über die Empfindungen der Frau teilgenommen haben; und der Glaube an besonderes Fachwissen ist groß, manchmal *zu groß*. Wenn ein Mann, der eine gewisse Autorität genießt, immer wieder behauptet – und noch dazu schriftlich –, daß es ausschließlich den klitorialen Orgasmus gibt, dann muß man das als geistigen Machtmißbrauch empfinden, und es ist gut, wenn dieses Postulat widerlegt wird.

Die Ärztin FATUMA ALI – geboren in Somalia, nun in Dänemark ansässig – schrieb 1981 in der Tageszeitung »Information« einen Artikel mit dem Titel »Orgasmus trotz Beschneidung« (Entfernung der Klitoris), in dem sie über ihr Leben erzählt und zwar sowohl über ihre gescheiterte Ehe, die sie aus Trotz einging und in der sie für frigid gehalten wurde, als auch über ihr späteres Verhältnis zu einem Mann, mit dem sie einen engen körperlichen Kontakt hatte und bei dem sie sich geborgen fühlte. Ihr Verhältnis zueinander war schon harmonisch, bevor es zum ersten Mal zum Geschlechtsakt kam, bei dem sie zum ersten Mal in ihrem Leben einen Orgasmus erlebte. Das sagt viel über die Bedeutung seelischer Mechanismen.

Jede Frau muß selbst entscheiden, wie sie am besten zu sexueller Entfaltung kommt. Sie soll nicht unkritisch an das glauben, was Männer über die Empfindungen der Frau dozieren. Sie soll ihre eigenen Gefühle erleben und sich nicht auf Theorien verlassen, es sei denn, diese sind in Übereinstimmung mit ihren eigenen Erfahrungen. Man kann ihr nur empfehlen, bewußt an sich selbst zu arbeiten, Auskünfte einzuholen und Erfahrungen zu *machen*.

Wenn eine Frau ihren Scheidenmuskel trainiert, kann sie erleben, wie die vaginale Empfindung den bisher gewohnten Orgasmus bereichert, und zwar nicht nur den eigenen. Wenn der Scheidenmuskel »wachgerüttelt« und gekräftigt wird, wo er voll, elastisch und aktiv geworden ist, kommt dies *beiden Partnern* zugute: Nicht nur die Frau selbst kann aufgrund der Druckempfindsamkeit ein ihr bis dahin unbekanntes Lustgefühl erleben, sondern auch der Mann, dessen Penis vom rhythmischen Widerstand des Scheidenmuskels gereizt wird, während er sich in der Scheide bewegt.

≡ Natur

Freilebende Tiere führen ein der Natur gemäßes Leben und haben anscheinend keine sexuellen Probleme; aber Tiere sind für das Leben, das sie führen, programmiert. Ihre Handlungen sind von Trieben und Instinkten bestimmt, und deshalb paaren sie sich, wenn der richtige Zeitpunkt dafür gekommen ist; *wenn beim Weibchen die Paarungsbereitschaft fehlt, ist eine Begattung undurchführbar.* Tiere können sich nicht »verkehrt« bewegen – Fehlfunktionen sind ausgeschlossen.

Man kann nicht damit rechnen, daß der Mensch ein naturgemäßes Leben führt. Wir haben zwar, wie die Tiere, Triebe und Instinkte, aber außerdem auch einen *Willen* und *Gefühle.* Aufgrund eines hochentwickelten Nervensystems kann der Mensch die sonderbarsten Bewegungsaufgaben lösen, und es ist unser *Segen,* daß wir komplizierte Dinge erlernen können. Im Gegensatz dazu liegt in eben dieser hohen Entwicklung aber auch der *Fluch,* daß wir uns »verkehrt« bewegen können. Es gibt Möglichkeiten für Fehlfunktionen sowohl psychischer als auch physischer Art.

SIGMUND FREUD hat sowohl über die menschliche Fähigkeit, sich kulturell zu entwickeln, als auch über die Anfälligkeit für Neurosen geschrieben. Immer wieder stehen wir vor Gegensätzen: Segen – Fluch, Entwicklung – Entartung, Kultur – Barbarei.

Im Bereich physischer Fehlfunktionen sind Bewegungsprobleme in Wirklichkeit meist Koordinationsprobleme, und um Irrtümer zu vermeiden, müssen wir uns an dieser Stelle erst ein wenig mit der Bewegungssteuerung befassen.

Ich denke noch oft an die Worte des Musik- und Gymnastikpädagogen HEINRICH MEDAU, bei dem ich in meiner Jugend Bewegungsmusik studierte. Bei der ersten Lektion sagte er zu mir: »Sie denken zu viel und fühlen zu wenig. Vergessen Sie, was Sie gelernt haben, und beginnen Sie noch einmal damit, die Fühler auszustrecken. *Später* einmal wird Ihnen Ihr Wissen gut anstehen.«

Die Bewegungen des Menschen werden auf verschiedene Weise nervlich gesteuert. Wird ein Befehl vom Gehirn über die Nerven zur Muskulatur geschickt, kann das über verschiedene Nervenbahnen erfolgen. Eine Gruppe von Nervenbahnen (die Pyramidenbahnen) findet sich vor allem beim Menschen und bei den Menschenaffen; sie vermittelt isolierte, *bewußte,* neue Bewegungen, bis diese eingeübt sind und somit automatisch verlaufen.

Eine andere Gruppe von Nervenbahnen (die extrapyramidalen) haben wir mit den Tieren gemein. Diese löst zusammengesetzte Bewegungen aus, ein größeres Bewegungsmuster (eine Art Pauschalreise, für die alles festgelegt ist), und ist in hohem Maße der *unbewußten,* automatischen Steuerung überlassen. Diese Nervenbahnen haben sich durch zahllose Generationen hindurch entwickelt, welche die Bewegungen so »abgeschliffen« haben, daß sie von selbst ablaufen. Diese Bewegungen werden von gefühlsbetonten Vorstellungen und von Handlungen, die man auszuführen wünscht, ausgelöst, oder sie entspringen spontan einer bestimmten Situation.

Deshalb kann man von willkürlich gesteuerten Bewegungen im *Gegensatz* zu den gefühls- oder instinktmäßig gesteuerten sprechen.

Diese Erfahrung haben Sie vorhin gemacht, als Sie auf dem Fußboden lagen und mit dem Becken schaukelten, während Sie an ein Zifferblatt dachten. Sie machten sich eine Vorstellung von der Bewegung, von deren *Ziel* und Sie dachten nicht an deren *Durchführung* – und deshalb war diese für Sie leicht. Bei diesem Beispiel handelt es sich um eine extrapyramidale Steuerung.

Um es kurz zu fassen. Spontane Bewegungen verlaufen unbewußt und sie werden zweckdienlich gesteuert (der kürzeste Weg zum Ziel – der geringste Kraftaufwand). Die Bewegungen sind programmiert und setzen von selbst ein, wenn die Handlung erwünscht ist. Es ist deshalb unmittelbar einleuchtend, daß wir, je weiter wir uns vom Naturzustand entfernen, in umso größere Schwierigkeiten mit den Bewegungsabläufen geraten. Deshalb müssen wir uns bewußt wieder dem Naturzustand nähern und auch Gefühle und Spontaneität zu ihrem Recht kommen lassen.

Kultur

Es hat Zeiten gegeben, in denen Erziehung gleichbedeutend war mit der Unterdrückung der menschlichen Natur, Zeiten in denen die Natur dressiert werden sollte. Ein solches Verfahren konnte leicht zu Entartung und Barbarei führen. Im Gegensatz zur Unterdrückung steht die Kultivierung, was Veredelung bedeutet. Eine Veredelung kann die Integration von Wissen, Können und Liebe sein – deren Endresultat Kunst. Es ist verlockend, die eine Form von Kunst mit einer anderen zu vergleichen: Die Kunst der Liebe mit der der Musik. Die schier hoffnungslos ungeschickten Anfängerversuche beim Geschlechtsakt entsprechen dem, was geschieht, wenn einer, der nicht spielen kann, sich auf einer ungestimmten Geige versucht. Ein plumper Bogen und eine schlaffe und passive Saite können unmöglich Musik hervorbringen – das gibt ein Fiasko. Der Körper läßt sich gut mit einem Instrument vergleichen, das bearbeitet und verbessert werden kann, so daß sich seine Möglichkeiten erweitern. Genauso wie das Instrument gestimmt werden muß, muß auch der Mensch in Stimmung gebracht werden, um Hervorragendes leisten zu können.

Gleichgültig, um welche Aufgabe es sich handelt, *Lust* ist die stärkste Triebkraft. Die Frau muß angeregt werden, um in Stimmung zu kommen und Lust auf einen Geschlechtsakt zu haben. Da der Mensch eine psychosomatische Ganzheit ist, kann die Anregung sowohl auf psychischem als auch auf physischem Weg erfolgen.

Zum Schluß noch ein paar Worte über Anregung – Stimulation. Wie bereits beschrieben, besteht ein natürliches Bedürfnis nach einem Orgasmus. Er ist die »Lockspeise« der Natur. Das Geschlecht soll sich ja fortpflanzen, und deshalb ist dafür gesorgt, daß wir aus Lust und Drang Paare bilden. Der Drang entspricht der im Organismus angesammelten Spannung, die nach ihrer Auslösung verlangt. Dieses periodisch wiederkehrende Bedürfnis wirkt schon an sich als physisches Stimulans. Außerdem ist uns ein Bedürfnis nach Kontaktaufnahme und Zärtlichkeit angeboren, und der Wunsch, einem anderen Menschen so innig nahe wie möglich zu sein, kann als psychische Stimulation wirken.

68   Einflüsse auf die Orgasmusfähigkeit

Aus diesem Grunde handelt Sexualerziehung von mehr als Muskeln und Orgasmus. Man sollte endlich begreifen, daß es sich beim Geschlechtsakt um ein Zusammenwirken von Funktionen, um ein Gesamterlebnis handelt und daß das körperliche Erlebnis nicht aus seinem organischen Zusammenhang mit den Gefühlen gerissen werden darf. Die am stärksten wirkende Triebkraft ist eine gleichzeitig gefühlsmäßige und körperliche Stimulation. Wo zwei glühende Sehnsüchte einander begegnen, entstehen die Liebkosungen spontan. Der Weg ist geebnet; die zärtlichen Berührungen wirken als zusätzliche Verstärkung der Gefühle, und der weitere Handlungsablauf ist gefühlsgesteuert und »kommt von selbst«.

Dem Naturtalent glückt alles, aber auch für diejenigen, die zuviel denken und zuwenig fühlen, ist Hoffnung vorhanden. Mittels ihrer Kenntnisse und ihres Könnens sind sie in der Lage, willentlich ihre Natur zu respektieren, so daß die Gefühle doch noch zur freien Entfaltung kommen.

Dort allerdings, wo weder Wissen noch Können noch Liebe herrschen, ist der Geschlechtsakt ein Experiment, das von vornherein zum Scheitern verurteilt ist. Wenn es also zum Geschlechtsakt aus Neugier, durch Druck, aus Geltungsbedürfnis oder dergleichen kommt, ist das ein übler Anfang. Deshalb bekam ein junges, unsicheres Mädchen die richtige Antwort, als es über Generationen hinweg fragte: »Großmutter, *wann* soll ich mich hingeben?«, und die lebenskluge alte Frau antwortete: »Das kann ich dir genau sagen, mein Mädchen – erst dann, wenn du es nicht mehr lassen kannst.«